효소 건강법

병든 몸을 회복시켜주는

효소 건강법

| 임성은 지음 |

모아북스
MOABOOKS

효소로 병든 몸을 회복하고 건강을 되찾자

근황을 물어오는 분들께 저는 요즘, 평범한 인사 대신 "요즘 바빠졌습니다." 하고 인사를 드립니다. 18개월 전 〈효소, 내 몸을 살린다〉를 출간한 이후 "이 책을 읽고 효과 톡톡히 봤습니다. 고맙습니다." 하는 감사 전화와 메일을 수백 통이나 받았기 때문입니다.

그간 효소 건강법과 관련해 다양한 강의를 진행해오던 저조차도 책이 그렇게 많은 분들에게 도움이 되리라고는 생각지 못했습니다.

그리고 이제는 효소에 대해 궁금한 점을 물어오는 많은 분들께 효소에 대한 정보들을 나누어드리며, 건강이야말로 현대인들에게 가장 민감한 화두이자 올바른 정보를 전달하는 일이 얼마나 중요한지를 새삼 깨닫게 되었습니다.

현대인의 건강, 건강할 때 지켜야 한다

중년을 넘긴 분들께 인사라도 하려 치면 "요즘 건강하시죠?" 말하는 게 당연한 일상처럼 되어버렸습니다. 모두 입 바른 소리가 아니라 진심에서 나오는 말입니다.

생활습관병, 난치병, 심인성 질병, 돌연사, 암, 스트레스 등 다양한 현대 질병들에 괴롭힘을 당하고, 자고 일어나면 누가 무슨 병으로 병원에 입원했다는 소식이 들려오니 누가 아프다는 말만 들어도 가슴이 철렁할 수밖에 없는 것입니다.

한 설문조사에 의하면, 한국인 40대 이상이 신문이나 잡지에서 가장 주의 깊게 살펴보는 정보 중에 하나가 건강 관련 정보라고 합니다. 잘 먹고 잘 살자는 전통 깊은 슬로건에 충실한 중년 이상의 독자들의 경우는 더더욱 그렇습니다. 나아가 이런 양상은 건강한 삶을 추구하는 웰빙이라는 새로운 트렌드가 등장하면서 과거보다 활발해졌다고 볼 수 있습니다.

상황이 이렇다 보니 미디어도 대 격변을 겪는 중입니다. 현재 우리 언론매체들은 건강 정보를 두고 전쟁 중입니다. 독자들이 건강과 관련된 새로운 정보를 원하니, 신문 잡지, 방송 모두가 앞 다투어 건강 관련 정보들에 보다 심혈을 기울이고 있습니다.

그렇다면 여기서 질문을 하나 던져봅니다. 과연 이렇게 수많은 언론매체들이 제공하는 건강 정보들은 과연 100% 믿을 만한 것일까요?

당신은 건강에 대해 얼마나 알고 있는가?

우리의 옛말 중에 "아는 만큼 보인다."는 말이 있습니다. 이 옛말은 건강에도 적용됩니다. 이 병에는 이것이 좋다, 저 병에는 저것이 좋다 하는 수많은 건강법이 범람하는 상황에서 우리는 한 가지 사실을 명심해야 합니다. 과연 내가 생각하는 건강이란 진정 무엇을 의미하는지, 나에게 걸맞은 건강법을 구별해낼 수 있는 안목을 갖추었는지를 살펴야 한다는 점입니다.

한 예로, 대표적인 건강 상식 두 가지를 살펴봅시다. 우리는 우유를 많이 마시면 부족한 칼슘을 보충할 수 있다고 배웠습니다. 그런데 놀랍게도 매일 같이 우유를 마시는 미국인들의 상당수가 골다공증 환자입니다. 또한 녹차의 카테킨이라는 항산화 성분도 몸에 좋다고 알려져 있습니다. 그런데 녹차를 자주 마시는 일본 사람들의 경우 대부분 위장이 좋지 않습니다.

이는 우리에게 한 가지 중요한 사실을 말해줍니다. 일반적으로 알려진 상식적인 건강법이 모두에게 유효한 것은 아니며, 때로는 오히려 건강을 악화시킬 수도 있다는 점입니다. 따라서 진정한 건강을 실천하려면 범람하는 건강법들 중에서 나에게 필요한 정보를 살펴야 합니다.

올바른 건강정보 이용을 위한 건강정보 질 평가 항목

▶ 건강정보(자원)는 믿을 만한가?

▶ 건강정보(자원)는 당신의 필요에 적합한가?

▶ 가.건강정보(자원)는 귀하가 관심을 가지고 있는 내용을 포함하고 있는가?

▶ 나. 건강정보(자원)는 적절한 내용을 충분히 포함하고 있는가?

▶ 다. 사이트에서 제공하는 건강정보(자원)는 직접 작성한 것인지 아니면 단지 다른

　　사이트를 연결하는 것인가?

▶ 라. 건강정보(자원)는 귀하가 찾는 정보와 일치하는가?

▶ 마. 제공하는 건강정보(자원)는 우리나라의 실정에 맞게 제시한 것인가?

▶ 건강정보(자원)는 시기 적절한가?

▶ 건강정보(자원)는 분명하고 적절하게 표현되었는가?

▶ 건강정보(자원)는 사용상의 주의사항을 제시하고 있는가?

▶ 건강정보(자원)는 이용하기에 편리한가?

효소를 통해 올바른 건강 지도를 그려야 한다

　저는 이른바 '효소 박사', '효소 전도사'라고 불립니다. 저 스스로가 효소를 통해 건강한 삶을 누리고 있을 뿐더러, 효소의 놀라운 비밀을 많

은 분들에게 알려드리는 것을 사명으로 알고 살고 있습니다.

효소는 우리 몸의 건강 유지를 위해 반드시 필요한 생명 물질입니다. 한 예로 우리 체내의 필요 물질들은 다양한 화학반응으로 만들어집니다. 이때 효소는 우리 몸의 거의 모든 화학반응에 쓰이는 촉매제 역할을 합니다. 이때 만일 이 촉매제가 부족하면 어떻게 될까요? 세포의 재생이 불가능해지고, 면역력은 떨어지고, 영양분의 소화와 흡수도 타격을 입을 수밖에 없습니다.

그런데 문제는 체내의 효소는 다른 물질처럼 그때 그때 만들어지는 것이 아니라 평생 일정한 양만 분비된다는 사실입니다. 즉 통장 계좌의 돈을 아껴 쓰는 것처럼 효소 또한 아껴 써야 함에도, 이 사실을 알지 못하는 분들은 하루하루 잘못된 식습관과 생활습관으로 귀한 효소를 낭비하고 있습니다.

나아가 효소는 각종 오염으로 망가진 우리 몸의 생명 에너지를 최대로 끌어올리는 최고의 해독제이기도 합니다. 현대인은 누구나 크고 작은 질환을 가지고 있습니다. 오랫동안 불규칙한 생활을 해오면서 몸에 독을 쌓고 사는 것이지요. 이처럼 독을 쌓아둔 몸은 툭 하면 대들보가 무너지는 헌집과 다를 바가 없습니다. 이때 효소를 안정적으로 섭취해주면 체내에 흡수된 효소가 헌 집을 청소하고 보수해 새 집을 지어주는 훌륭한 목수 역할을 하게 됩니다.

저는 이 책을 통해 효소로 질병을 극복하는 법을 알리고, 효소 체험으로 새로운 건강을 되찾은 분들의 생생한 증언과 함께 많은 분들이 효소 건강법을 생활 속으로 받아들일 수 있도록 돕고자 합니다.

하늘이 내린 수명을 천수라고 합니다. 이 천수를 다할 때까지 건강을 유지하며 살아가고 싶은 것은 누구나의 꿈입니다.

그리고 이 책은 수명을 다할 때까지 건강하게 젊음을 유지하고 살아가려는 모든 분들께 훌륭한 건강 지도가 될 것입니다.

저자 임 성 은

차례

1

건강에 대한 상식을
전환하자

- 건강에는 4단계가 존재한다
- 병원은 우리 건강을 책임져주지 않는다

건강에는 4단계가 존재한다

사람마다 건강에 대한 정의는 조금씩 다릅니다. 어떤 분은 일상생활을 무리 없이 해나갈 정도면 건강하다고 생각하고, 어떤 분들은 아픈 곳이 하나도 없어야 건강하다고 말합니다. 그러나 제각각 다른 의견과는 별개로, 건강이야말로 가장 소중한 보물이라는 점에는 다들 이견이 없을 것입니다.

사실상 건강이란 단순히 '건강하다, 그렇지 않다' 두 기준만으로 나누기에는 무리가 있습니다. 보다 현실적으로는 건강, 반건강, 반질병, 질병 총 4단계로 나누는 것이 온당하지요. 건강과 질병은 양 극단의 상황을 의미하며, 여기서 주목해야 할 부분은 반건강과 반질병입니다.

반건강이란 스스로는 건강하다고 생각하나, 자신도 모르는 잠재질병을 갖고 있는 경우를 뜻합니다. 한 예로 간질환이나 혈관 질환을 봅시다.

이 간과 혈관은 80% 이상 망가져야 통증 등의 자각증상이 나타나는 장기입니다. 따라서 아주 망가지기 전에는 건강하다고 착각하기 십상이지요. 이처럼 어딘가에 문제가 있음에도 그것을 자각하지 못하는 상태를 반건강 상태라고 합니다.

나아가 반질병이란, 특별한 병이 없는데 뭔가 정상이 아니라는 것을 느끼는 상태입니다. 원인 모를 두통이나 시력 저하, 피로 증상, 이유 없는 통증 등이 여기에 포함됩니다. 그런데 놀라운 건 현대인 대부분이 이 반건강과 반질병의 상태에 처해 있다는 사실입니다.

그렇다면 다음의 사례를 봅시다.

50대 K씨의 당뇨 진단 이야기

K씨는 평소 건강 하나는 자신 있는 사람이었다. 어렸을 때부터 감기 한 번 걸리지 않았고 잦은 야근과 회식에도 불구하고 자기만큼은 건강하다고 믿으며 살았다. 중년에 들어서 복부비만이 나타났지만, 중년이니 배 나오는 건 당연하다고 여겼다. 40대 중반 무렵 건강검진을 한번 받아보면 어떻겠냐는 아내의 간절한 권유에도 자신은 건강하니 걱정 말라고 만류할 정도였다.

그러던 어느 날, 입맛이 떨어지더니 갑자기 체중이 줄어들었다. K씨는 그저 봄이 돼서 입맛이 없는 것이려니 생각했고, 업무 중에 자꾸 졸음이 오고 피로가 덮치는 것도 춘곤증이라고만 생각했다. 그러던 어느 날 K씨는 텔레비전의 한 의학 건강 프로그램에서 당뇨병에 대한 내용을 들었고, 그 증상이 자신과 비슷하다는 것을 깨달았다. 무언가 불길한 기분을 느낀 그는 병원을 찾았고, 결국 당뇨 진단을 받았다.

40대 A씨의 병원 방문기

올해 40대 중반을 지나는 가정주부 A씨는 고 3 아들의 수험생활 뒷바라지와 새로 시작한 의류 판매 사업 때문에 심각한 스트레스를 받고 있었다. 바쁜 생활로 인해 끼니를 제대로 챙겨 먹지 못했고, 나아가 새로운 상품을 제작할 때는 직접 공장에서 밤샘을 해야 했다.

그러던 어느 날, A씨는 이유 없이 몸이 무겁고 머리가 어지러운 것을 느꼈다. 평소에도 심한 두통이 찾아올 때면 진통제 한 알을 먹고 잤던 터라 그저 과로 때문이라고 생각했다. 하지만 반 년 쯤이 지나자 진통제를 여러 알 먹어도 소용없을 정도로 상태가 악화되었다.

그럼에도 바쁜 생활에 쫓기던 A씨는 증상이 나타난 지 한참이 지나 결국 견딜 수 없는 상황이 되어서야 병원을 찾았다. 병원에서 CT 촬영을 비롯해 다양한 검진을 받아본 결과 A씨는 예상치 못한 진단을 받았다.

검사 결과 아무 이상이 없으니 그저 과로를 멈추고 편히 휴식하라는 것이었다.

그날 A씨가 병원에 방문해서 얻은 것은 몇 봉지의 알약이 전부였다.

이처럼 반건강, 반질병 상태가 만연하게 된 것에는 오늘날 우리가 살고 있는 주변 환경의 영향이 큽니다.

현대인은 복잡한 공업화, 도시화 환경에서 살아갑니다. 빠른 유행 변화, 생활 속의 오염, 경제적 압박 등이 몸과 마음이 조화를 방해하는 환경인 것이지요. 그러다 보니 많은 분들이 불안과 통증을 일상적으로 느끼고 피로감, 권태, 신경질 등 다양한 자각 증상들을 느끼게 되는데, 사실 이 경우 병원을 찾아 진단을 받아도 '신경성'이라는 대답만 돌아올 뿐 별 이상을 찾지 못하는 경우가 많습니다.

실로 요즘은 바이러스 질병이 사라진 대신 고혈압, 당뇨, 암과 같은 생활습관병과 난치병 발병률이 급증하고 있는데, 이런 질병들의 특징은 바이러스 질병과 달리 생활 속에서 자각 없이 쌓인다는 점입니다. 즉 겉으로 병 상태가 완전히 드러난 것은 아니나 다양한 문제로 일상에 지장을 겪는 이런 상태가 오래 유지되면 결국 큰 병으로 발전하게 됩니다.

따라서 특별한 증상은 없는 것 같은데 나른하고 피곤하고 짜증이 나며 일의 능률이 오르지 않는다면 반건강 상태, 반질병 상태를 의심해봐야 합니다.

병원은 우리 건강을 책임져주지 않는다

그렇다면 여러분은 어떻습니까? 반건강이나 반질병 상태가 의심될 때 여러분은 어떤 선택을 내리시는지요. 아마 대부분은 하루하루 눈코 뜰 새 없이 바쁘게 살다보니 아프면 약과 병원에 의지하는 경우가 많을 것입니다. 감기나 여타 바이러스 질병에 걸렸을 때는 물론, 영양불균형과 생활습관의 잘못으로 생긴 고혈압과 당뇨병 등도 병원에서 치료하려 들지요. 하지만 평상시 고수해왔던 생활습관은 돌이켜보지도 않은 채 부작용을 일으키는 약을 복용하고 인위적으로 주사제를 투여하는 것만이 과연 방법일까요? 아마 병원에서는 당뇨에 대해서는 인슐린 투여를, 고혈압에 대해서는 혈압 약을 복용하라고 처방하는 게 전부일 것입니다. 하물며 암 치료는 어떻습니까?

현대 병원의 암 치료는 환자로 하여금 체념과 탈진을 일으키는 무리한 치료 방법 때문에 "암은 암 자체보다도 기력을 잃어서 죽는다."는 말을 만들어낼 정도이지요.

각각의 약에 따른 부작용들

현대생활에서 약은 우리 생활과 떼려야 뗄 수 없는 관계입니다. 어느 가정이나 서랍을 열어보면 두통약, 감기약, 아스피린 같은 상비약을 구비해놓습니다. 또한 멀리 여행을 가도 반드시 챙기는 것이 바로 약입니다. 게다가 그 종류도 다양해서 가벼운 질환부터 질병 치료약까지 다양한 약품들이 우리 일상 속 깊이 들어와 있습니다.

그런데 이처럼 질병과 불편 증상을 완화시켜주는 약에도 또 하나의 얼굴이 있습니다. 중세의 약학자였던 파라셀수스는 "모든 약은 독이다. 문제는 사용량이다."라고 말한 바 있습니다. 어떤 성분이 우리 몸에서 약효를 발휘하려면 강한 독과 같은 성분이 작용해야 하고, 약효라는 것도 결국은 독 작용의 일부인 것입니다. 이는 약이 우리 몸에 작용할 때 인체 전반에 완전히 무해하다는 것은 있을 수 없는 일임을 말해줍니다. 즉 치료 작용을 한다면 반드시 그에 상응하는 부작용이 나타날 수밖에 없다는 뜻입니다.

※ 다양한 약 부작용들

명칭	부작용
스테로이드제	부신 기능 저하, 쿠싱증후군
항히스타민제	졸음과 운동신경의 둔화
페니실린	과민반응으로 인한 쇼크사
항생제	강력한 내성균의 등장
위산 분비 억제제	노화 현상
항암제	면역 기능 저하
신경안정제	극심한 약물 중독
교감신경 억제제	유방암 발생률 증가
여성호르몬제	암 발생률 증가
당뇨약	지질 축적, 동맥경화
혈압약	성기능 장애
갑상선질환제	위장장애
신부전 치료제	시각장애

　물론 지금껏 서양의학은 인간의 수명 연장에 지대한 역할을 해왔습니다. 바이러스 질환이 만연했던 시절 항생제의 발견으로 시작된 눈부신 서양의학의 역사는 그간 다양한 질병들을 치료해왔습니다.

　하지만 이런 서양의학에도 한계는 있습니다. 예방보다는 증상이 나타난 뒤에야 치료에 몰두하고, 근본적 치유 대신 증상 완화에 목적을 둔 대증요법이라는 점입니다.

　이제 우리는 인간의 몸이 현대의학이 바라보듯 딱 맞아떨어지는 기계

가 아니라, 생각보다 복잡한 유기체라는 점을 깨달아야 합니다. 질병이
란 어느 한 장기가 고장 나서 생기는 것이 아니라, 인체 유기체를 구성하
는 세포와 혈액, 뼈와 장기, 더 나아가 영양의 균형, 생활의 균형, 이 모든
밸런스가 망가짐으로써 발생합니다. 그럼에도 국부적인 치료와 증상 완
화를 목적으로 하는 현대병원의 처방과 약만이 질병의 해결점이라고 생
각한다면 그만큼 큰 착각도 없을 것입니다.

그렇다면 강박증처럼 병원에 의지하는 삶, 온갖 약봉투를 서랍 가득
채워놓고 살아가는 이 불안한 삶을 개선할 방법은 진짜 없는 것일까요?

질병을 이긴 사람들의 심리 · 생활 패턴 따라하기

같은 병에 걸려도 누구는 살고 누구는 죽습니다. 이를 그저 하늘의
뜻이라고 한다면 어쩔 수 없겠습니다만, 질병을 이겨낸 사람들에게
는 그들만의 강력한 생활과 심리적 패턴이 있습니다. 실로 임상의들
은 난치병이나 불치병을 이겨낸 사람들에게서 몇 가지 놀라운 패턴
이 있다고 말합니다. 심리적 불안을 이겨내고 식습관과 생활습관을
철저하고 건강하게 지켜내려는 의지입니다.

- 스트레스는 무조건 버린다

최근 현대사회에 급증한 스트레스가 암, 나아가 고혈압, 당뇨병 등의 만성병을 유발한다는 사실은 잘 알려진 바입니다. 스트레스가 발생하면 우리 몸에서는 코티졸과 아드레날린과 같은 스트레스 호르몬이 발생하고 이것들이 자율신경 균형을 깨뜨려 활성산소와 유독물질을 체내에 분비합니다. 한의학적으로도 이는 혈류와 기의 흐름을 방해하고 면역력 형성에 장애를 일으키는 무서운 독과 같습니다. 그런 면에서 세상살이 편하게 마음먹고, 물욕과 명예욕 같은 욕심을 내려놓고 최대한 마음 편하게 살아가겠다는 결단이 중요합니다. 실로 스트레스를 내려놓으면 스트레스가 유발하는 건강하지 못한 사고와 행동이 급속히 줄고, 나아가 질병 치료에 중요한 전환기가 됩니다. 암과 만성병 발병률이 적은 이들이 종교인이라는 통계 또한 '신에게 모든 걸 맡기고 마음을 편히 먹는다.'는 종교인들의 특성 때문일 것입니다.

- 식습관과 생활습관을 바꾼다

먹는 것과 입는 것, 자고 일하는 것, 이 모두가 우리의 건강과 직접적인 연관을 가집니다. 쉽게 말해 식습관과 생활습관은 우리 건강의 텃밭입니다. 텃밭이 나쁘면 그 안에 뿌린 씨도 썩거나 변질되어 건강한 나무가 자랄 수 없는 것처럼 암이나 만성병에 걸린 이들 대부분이 바로 생활습관이라는 바탕을 소홀히 함으로써 독성 물질을 몸 구석구석에 쌓은 결과입니다. 일단 질병에 걸리면 긍정적인 마음가 짐으로 자신을 돌아보고 잘못된 습관들을 하나둘 고쳐나가 완전한 열매를 맺겠다는 결단이 필요합니다.

- 자신의 몸과 병에 대해 의사만큼 알아야 한다

많은 환자들이 처음에 진단을 받으면 "제가 왜 병에 걸렸는지 모르겠어요.", "제 병이 왜 생긴 겁니까?"라고 묻습니다. 이는 의사야말로 환자의 건강을 책임져주는 권위자라고 믿어서입니다. 물론 의사의 조언과 치료법은 환자의 질병 개선에 큰 도움이 되며 결정적인 영향을 미치기도 합니다. 하지만 암을 고친 대부분의 사람들은 의사에게 전적으로 기대기 전에 자신의 질병과 관련해 박학다식한 지식을 갖추기 위해 노력한 사람들이 대부분이라는 사실은 중요한 점을 시사합니다.

결국 자신의 질병이 어디에서 생겼는지 자신의 습관과 특수성을 돌아보고, 질병을 개선시키기 위해 어떤 노력을 해야 할지를 숙고하고 실천하는 사람만이 질병을 이길 수 있다는 뜻입니다. 자신의 몸 상태와 질병의 원인에 대해 누구보다도 잘 아는 것은 사실상 그 자신이기 때문입니다.

2

평생 건강을 중시하는
대체의학의 세계

- 자연치유력으로 질병을 퇴치하는 대체의학

- 내가 먹은 것이 바로 나다

자연치유력으로 질병을 퇴치하는 대체의학

지금까지 우리는 증상이 나타나면 무조건 약이나 수술로 억제하는 현대의학의 패러다임에 길들여져 왔습니다. 하지만 이제는 질병을 거시적으로 바라보는 흐름이 대세입니다.

앞서 살펴본 반건강·반질병 상태는 정신적 긴장감, 운동의 부족, 영양의 불균형, 음식물 과잉 섭취, 흡연 등 다양한 유해 요소들에서 발생합니다. 따라서 앞으로는 의학의 큰 줄기도 증상만 완화하는 대증치료가 아닌, 평소의 생활습관과 식생활을 개선하는 예방의학으로 새롭게 바뀌어가야 합니다.

치료가 필요한 환자들뿐만 아니라 지금은 건강한 이들에게도 평생건강의 길을 제시해줄 수 있어야 한다는 의미입니다.

※ 의학의 두 가지 목표

의 학	질병치료		건강증진의 보건	
건강상태	질병 (환자) disease	반질병 (반환자) pre-disease	반건강 (반건강인) poor-health	건강 (건강인) health
의학적 대책	의 료		건강증진	

　실로 서양의학의 암 치료와 절제술 등은 인체를 수학적으로 파악하는 서양의학의 골격을 대표적으로 보여줍니다.

　반면 최근에 불고 있는 대체의학은 다릅니다. 대체의학은 인체를 유기적이고 전체적으로 바라보며, 일시적인 증상 완화보다는 생활 전체를 변화시키는 것을 목적으로 합니다. 질병을 치유하기에 급급한 대신 질병 치유와 동시에 재발을 방지하며, 그보다 앞서 질병 자체가 생겨날 수 없도록 하는 것입니다.

　대체의학은 치료 방식 또한 자연적입니다. 자연에 존재하는 음식물과 공기, 식물 등을 폭넓게 사용해 자연치유력을 키워 스스로 병을 이겨내도록 하는 것입니다. 또한 대증요법과 달리 신체 한 부분이 아닌 몸 전체의 리듬과 흐름을 조정하는 것도 대체의학의 특징입니다.

　현대의학이 일시적인 증상 억제에 몰두한다면, 대체의학은 자연적인 방법으로 면역력을 강화해 능동적이며 근원적인 치유를 목적으로 한다고 볼 수 있습니다.

자연치유력과 질병

요즘 들어 면역력이 중요하다는 말을 많이 들어보셨을 것입니다. 면역이란 체내에서 이상이 감지되었을 때 이를 스스로 치유하기 위해 작동하는 체내의 중요한 자연치유 시스템을 말합니다.

즉 자연치유력을 통해 질병을 치료한다는 것은 면역력을 높이는 것과 같습니다.

암의 경우 면역력이 극도로 떨어진 상태에서 발생합니다. 건강한 사람의 경우도 하루에 100만 개 이상의 암세포가 형성되지만, 면역 시스템이 튼튼하면 이를 방어해 암이 발생하지 못하게 됩니다. 실로 암환자를 검사해보면 면역을 담당하는 임파구의 양이 전체 백혈구의 30%가 안 되는 심한 면역 억제 상태임을 알 수 있습니다. 이때 면역력을 키워 임파구의 양을 30% 이상 높여주면 암도 점차 호전되기 시작합니다.

내가 먹은 것이 바로 나다

그런데 이 대체의학에서 가장 중시 여기는 것이 있습니다. 바로 우리가 먹는 음식물과 식습관입니다.

암 연구 권위자인 윌리엄 리진스키 박사는 "대부분의 암은 30~40년 전에 먹은 음식이 원인"이라고 말한 바 있습니다. 또한 파아보 에어롤라 박사도 현대의학의 영양균형에 대한 몰이해를 지적하며 이렇게 말했습니다. "만일 오늘의 의사가 내일의 영양학자로 되지 않는다면, 오늘의 영양학자가 내일의 의사로 될 것이다."

이는 "내가 먹은 것이 바로 나다(I am what I eat)"라는 대체의학의 원리와도 상통합니다. 실로 영양의 섭취와 균형, 식습관이 중요하다는 건 우리 생명의 원동력인 세포분열 과정만 봐도 알 수 있습니다. 인체 세포는 우리가 섭취하는 단백질과 효소 등 생체 활동에 관여하는 여러 영양소들이 활발하게 결합해 만들어집니다. 즉 섭취한 영양소가 얼마나 건강한가에 따라 세포 건강도 달라질 수밖에 없습니다. 또한 인체 세포는 몇 달 또는 늦어도 1년 안에 체외로 탈락하고 새 세포가 만들어지는 만큼, 한때 나쁜 음식과 식습관을 가졌더라도 이를 바로 잡고 건강한 식생활을 영위하면 건강한 세포를 만들 수 있습니다.

질병에 걸렸다고 해도 마찬가지입니다. 여기서 의학의 아버지라 불리는 고대 그리스의 의사 히포크라테스의 말을 기억해봅시다.

"음식물을 당신의 의사 또는 약으로 삼아라. 음식물로 고치지 못하는 병은 의사도 고치지 못하며, 병을 고치는 것은 어디까지나 환자 자신이 가진 자연치유력 덕분이다. 의사는 결코 그것을 방해하는 일이 있어서는 안 되며, 또한 병을 고쳤다고 해서 약이나 의사 자신의 덕이라고 자랑해서도 안 된다."

이 말은 음식으로 고치지 못하는 병을 자신이 고치겠다고 나서는 이들이 난무하는 시대에 경종을 울립니다. 많은 이들이 조금만 아파도 약이나 병원을 찾지만, 결과적으로 자신의 몸을 가장 잘 돌보고, 자신의 몸과 가장 오래 함께 있는 것은 그 당사자일 수밖에 없습니다.

따라서 이제는 건강도 저축이라고 생각해야 합니다. 평생 동안 질병

없이 건강한 장수를 누리려면 적절한 투자가 필요하며, 건강도 장수도 결국 나 자신의 노력에 달려 있음을 알아야 합니다.

그렇다면 우리 몸의 질병을 불러오는 가장 근본적인 원인은 무엇이고, 어떻게 이를 극복해야 할지도 살펴봐야 할 것입니다. 다음 장을 봅시다.

면역 강화를 위한 올바른 식이요법

• 식물 영양을 풍부하게 섭취한다

: 동물성 단백질의 과다 섭취는 소화 분해 능력을 떨어뜨리고 면역 시스템을 저하시키는 호르몬인 프로스텍렌딘을 발생시킵니다. 반면 식물성 효소 등의 섭취는 면역력의 중심인 장을 청소하고 신체 에너지를 높여 면역력을 강화합니다.

• 무자극 무독성을 섭취한다

: 순수한 자연 추출 식물 영양으로 첨가제 등을 배제한 무자극·무독성 영양소를 섭취해야 합니다.

• 세포의 손상된 DNA를 복구하는 영양을 섭취한다

: 효소의 작용 중에 하나는 손상된 DNA를 복구하는 것입니다. 따

라서 평소에 효소가 풍부한 야채와 과일 위주의 식생활 습관을 유지하면 충분한 효소가 체내에 공급됨으로써 질병 예방과 치유에 도움이 됩니다.

약보다 좋은 치료법은 무엇일까?

어깨 결림	혈류 개선을 위한 체조와 운동
부 정 맥	수분 섭취량 조절
변 비	장 마사지와 식습관 개선
고 혈 압	걷기 등의 운동으로 하체 근육 강화
우 울 증	몸을 따뜻하게 하는 것, 긍정적인 마음가짐
통 증	냉기를 없애는 온열요법
비 만	충분한 식물효소 섭취와 운동

3

면역력이 약해지면
질병에 걸린다

- 질병은 면역기능의 저하로 발생한다
- 질병은 면역력을 회복하면 치유된다
- 면역력의 중심, 장의 건강이 중요하다

질병은 면역기능의 저하로 발생한다

인간은 처음 태어날 때는 어머니로부터 기본적인 면역력을 물려받게 됩니다. 또한 초유에 포함된 면역 성분 덕분에 큰 질병으로부터도 보호받게 됩니다. 하지만 점차 성장하면서 우리는 모체로부터의 면역력을 잃게 되고, 그때부터는 나름의 면역력을 길러가야 합니다.

그리고 이처럼 강한 면역력을 길러가는 데 반드시 필요한 요소가 깨끗한 먹거리와 환경입니다. 건강한 먹거리와 환경은 우리가 다양한 질병들을 겪으면서도 스스로 그에 대한 면역력을 기를 수 있는 중요한 무대가 되기 때문입니다.

하지만 현대를 살아가는 우리의 먹거리와 환경은 결코 건강하지 않습니다. 농작물의 병충해를 막기 위한 무분별한 농약 사용, 상품 가치를 높이기 위한 식품첨가물의 범람, 농작물의 비정상적 성장을 위한 화학비료와 성장촉진제의 사용, 도시의 공업화, 산업화로 인한 수질과 대기오염, 자동차의 증가로 인한 대기의 피폐화로 인해, 시간이 흐를수록 체내에 건강은커녕 수많은 독소만 쌓아가게 됩니다.

질병이란 결과적으로 이 같은 환경들이 우리 몸의 면역 시스템을 뒤흔듦으로써 생깁니다. 더 큰 문제는 현재 질병을 가진 환자들뿐만 아니라 반건강 상태에 있는 대부분의 현대인들이 이런 면역력 파괴의 위험에 노출되어 있다는 점입니다.

한 예로 항암치료를 봅시다. 암은 급속도로 전이되고 증식되는 특성이 있어 일반적으로 암에 걸리면 조속히 항암치료를 받는 길을 택합니다. 하지만 이 항암치료만이 암을 이기는 절대적이고 유일한 길일까요?

앞서 우리는 인체가 일정한 암세포를 가지고 있는데, 몸의 면역기능이 제대로 작용하면 그 증식이 억제되는 반면, 몸의 면역기능이 저하되면 작은 세포가 악성 종양으로 무섭게 번지게 된다는 점을 살펴보았습니다.

그런데 이 항암제가 오히려 암 환자의 체력과 면역을 저하시켜 죽음으로 몰고 간다는 학설도 있습니다.

항암제가 암 세포를 공격할 때 정상 세포도 타격을 입게 되는데, 만일 면역기능과 재생능력이 저하된 상태에서 항암치료가 반복될 경우 인체가 돌이킬 수 없는 손상을 입게 되는 것입니다.

나아가 무분별한 절제술도 현대의학의 맹점으로 지적 받고 있습니다. 우리의 내장 기관은 각각의 기능에 따라 적합한 용적으로 설계되어 있는 기관입니다. 이때 암세포를 제거한다고 장기 일부를 잘라내는 것은 장기적으로 치명적인 영향을 미칠뿐더러 막대한 체력을 소모하게 함으로써 암세포를 이겨내는 인체의 자연면역기능을 극도로 떨어뜨릴 수밖에 없습니다.

암은 어떻게 생겨나는가?

암세포는 우리 몸을 구성하는 60조 개의 세포들의 일부가 반란을 일으키면서 생성된다. 본래는 정상적인 세포이던 것이 여러 문제로 삐뚤어지고 변형되어 암세포가 되는 것이다. 정상 세포의 경우는 일정한 세포 주기에 따라 정상적으로 컨트롤되고 분열과 증식을 이룬다. 그러나 일단 발생한 암세포는 이런 세포 주기에서 이탈해 반영구적으로 증식하는 동시에 인체의 제어와 방어 기구에서 이탈해버려 제멋대로 뻗어나간다.

그러나 다행히 우리 몸에는 이런 세포의 변이를 감시하고 복구하는 기구가 구비되어 있다. 바로 우리 몸의 자가 면역체계이다. 그런데 여러 이유로 이런 면역체계가 제대로 작동하지 않으면 이런 암세포의 억제가 힘들어지고 손상이 쌓여가면서 결국 암이 생겨나는 것이다.

질병은 면역력을 회복하면 치유된다

자연과 더불어 살아가는 사람은 병이 없습니다. 이들은 자연이 주는 면역력을 몸 안에 받아들이기 때문입니다. 어떤 사람은 감기에 잘 걸리고 어떤 사람은 잘 걸리지 않는 것도 이 면역력의 차이입니다.

그렇다면 질병이란 무엇입니까? 대체의학은 질병을 면역력이 깨져서 생겨나는 이상 증상으로 바라봅니다. 바꿔 말하면 인체의 면역 시스템이 튼튼한 균형을 이루면 질병이 생겨날 수 없다는 뜻입니다.

물론 병의 일부만 살피는 현대의학의 견지에서 보면 동맥경화, 심혈관 질환, 당뇨병 등에는 특정한 발병 원인이 있습니다. 고지방 식품의 섭취, 운동부족, 스트레스 등등입니다. 하지만 이를 전부 모아서 생각해보면 모두가 인체 면역 시스템이 깨진 결과입니다.

다행인 건 인체 면역력이 생각보다 훨씬 강하다는 것입니다. 따라서 인체 면역 시스템을 잘 알고 이를 잘 활용하면 우리 몸의 질병을 방지할 수 있을 뿐더러, 질병 또한 약과 수술이 아니라도 인체의 버팀목인 면역력을 회복해주면 치유될 수 있습니다.

감기에 걸렸다면 면역체계를 강화시키는 음식을 섭취하라

감기에 걸리면 대부분은 감기약을 먹는다. 아프고 열이 나니 덜컥 겁이 나서이다. 하지만 그 안을 들여다보면 상황은 다르다. 감기에 열이 나는 것은 일종의 염증 반응처럼 우리 몸의 항체들이 바이러스와 싸우면서 발열이 생겨나는 현상으로서 오히려 반가워해야 하는 증상이다.

그런데 이때 무작정 약을 먹으면 어떻게 될까? 항생제는 우리 몸의 나쁜 바이러스뿐만 아니라 이 항체까지 제거한다. 따라서 우리 몸의 자가 면역체계가 급속도로 약화되고 이후 비슷한 바이러스가 들어왔을 때 제대로 대처할 힘을 잃게 된다.

따라서 건강하게 감기를 이겨내고 싶다면 약보다는 급속도로 효과를 보이는 약보다는, 우리 몸의 바이러스 항원을 북돋아줄 수 있는 영양이 풍부한 음식들을 섭취하는 쪽이 훨씬 현명할 것이다.

면역력의 중심, 장의 건강이 중요하다

　예로부터 장이 튼튼해야 몸 전체가 튼튼하다고 했습니다. 활력 있는 건강 상태를 논할 때 장 건강이 빠지지 않는 이유입니다.

　예를 들어 의사들이 초진을 할 때 중요시 여기는 것 중에 하나가 배변의 유무, 변의 냄새와 형태 등입니다. 대체의학은 물론 현대의학조차도 이를 통해 건강 상태를 진단하는데, 이는 배설을 담당하는 장의 건강이 나머지 신체 부위의 건강과 상호작용을 하기 때문입니다.

　즉 장이 나빠 배설물이 좋지 않으면 다른 소화기관에 문제가 있거나, 아니면 다른 소화기관이 나빠 장이 좋지 않은 것일 수 있습니다. 그렇다면 왜 많은 의학자들이 이처럼 장 건강에 주목하는 것일까요?

　인간은 근원적으로 자연의 일부로서 자연 에너지로 생명을 유지하며 살아갑니다. 그 생명 에너지를 공급하는 대표적인 물질은 음식물이지요. 이 음식물은 장이라는 소화기관을 거쳐 에너지로 변환되면서 우리 몸 구석구석으로 전달됩니다. 즉 장은 우리가 무엇을 어떻게 먹고 있는지와 직접적으로 연결되는 기관이자 외부의 자연적 생명력을 소화시켜 우리 몸 구석구석으로 보내는 장기입니다. 실제로 내시경 등으로 시술해 보면 장이 깨끗한지 지저분한지, 건강한지 그렇지 않은지가 우리 몸의 건강 상태와 긴밀하게 연결되어 있음을 볼 수 있습니다.

또 하나, 장 건강이 중요한 이유는 장이 우리 몸의 면역 체계와 밀접한 장기이기 때문입니다. 장에는 소화된 음식물이 대변 형태로 모여 있고 숙변으로 인한 독소가 많다 보니, 이를 배출하기 위해 자연스레 많은 면역계들이 모여 있게 된 것입니다.

실제로 대장은 우리 몸의 면역 체계 90% 이상을 담당하는 장기인데, 만일 이 대장이 제 기능을 못하게 될 경우 우리 몸에는 독소가 계속 쌓이고 유해균과 물질을 걸러내는 면역 작용이 약화되어 작은 질병조차도 방어할 수 없게 됩니다.

여기서 영국 국왕의 주치의였던 A. 레인 박사의 한마디를 봅시다. 그는 "모든 질병은 미네랄과 비타민 등의 특정 영양소와 섬유질의 부족, 또는 자연 방어균 같은 생체 정상 활동에 필요한 방어물이 부족할 때 '악균'이 대장에서 번식해 그 독이 혈액을 오염시킨 결과"라고 말했습니다. 또한 이 오염이 생체의 모든 조직과 기관을 서서히 침식하고 파괴해간다"고 강조했습니다.

또한 저명한 미국의 의사 B. 젠센 박사도 마찬가지로 장의 오염을 개선하면 더 젊어질 수 있다고 강조한 뒤, "장이 오염되어 쇠퇴하면 그 영향력이 온몸 전체에 영향을 미친다."고 경고한 바 있습니다. 어떤 한 장기가 약해지면 몸 전체에 필연적으로 영향을 미칠 수밖에 없는 만큼, 장의 기능에 이상이 생기면 이 이상이 몸의 다른 기관까지 번지게 된다는 것을 의미합니다.

그런데 여기서 우리가 주목해야 할 부분이 또 하나 있습니다. 건강하거나 건강하지 않은 장 건강을 결정하는 건 평소 그 사람이 먹고 있는 음식이라는 점입니다.

장의 부패를 촉진하는 요인들

● **가공식품** : 가공식품에는 식이섬유나 효소가 거의 없거나 전무하다. 게다가 많은 첨가물이 독소로 변하여 장 내에 숙변으로 쌓이게 된다.

● **항생제 장기 과용** : 항생제는 나쁜 균뿐만 아니라 장내에 번식하는 유익한 균까지도 죽이게 된다. 또한 나쁜 균에 내성이 생겨 강해짐으로써 장내 환경을 악화시키고 면역력을 급격하게 떨어뜨린다.

● **질 나쁜 기름** : 여러 번 튀긴 기름이나 산화한 기름, 트랜스 지방 등은 혈관에 기름 찌꺼기를 만들어 장의 혈류를 막음으로써 장내 부패를 촉진시킨다.

● **고단백 고지방 식품** : 이 두 식품을 지속적으로 먹게 되면 비타민과 미네랄, 식이섬유가 부족해질뿐더러 질소잔류물이 생성되어 장내 부패의 원인을 제공한다.

● **술과 커피** : 과도한 음주와 커피 음용은 위의 분비작용과 소화와 배설 기관에 이상을 가져온다.

● **담배** : 흡연은 백해무익한 것으로서 우리 몸의 세포들을 파괴하고 산화물질로 노화를 일으킬 뿐 아니라 장에도 나쁜 영향을 미친다.

4

면역력을 강화하려면
효소를 알아야 한다

식습관과 효소의 관계성

장은 나쁜 세균은 배출하고 좋은 균을 배양해 독소를 제거하는 역할을 함으로써 우리의 몸을 정화합니다. 이때 균형 잡힌 식습관을 유지해주면 좋은 미생물이 활성화되어 정화 작용 능력이 신장되고 해로운 균을 제거하는 면역력도 신장되게 됩니다. 반대로 식습관이 불건전할 경우에는 해로운 균이 증식해 그 반대의 결과가 초래됩니다.

그렇다면 장내에 유익한 균들을 활성화시키려면 어떻게 해야 할까요? 바로 장의 면역력을 조절하는 효소와 비타민, 미네랄, 식이섬유 등을 충분히 섭취해주는 것입니다. 그러나 안타깝게도 가공식품, 화식 등에 치우친 식단들로는 이 영양소들을 충분히 섭취할 수 없습니다. 따라서 이 부족분의 영양소를 보충해줄 만한 건강한 식단을 스스로 마련해 일상적으로 유지하려는 노력들이 반드시 필요합니다.

특히 장의 건강에는 효소가 중요한데, 효소는 불과 10년 전만 해도 비타민이나 미네랄 등에 비해 잘 알려지지 않은 영양소였으나 최근 질병 치유에 중요한 요소로 인정받기 시작했습니다. 효소가 없는 먹거리를 먹는 사람은 효소를 충분히 섭취하는 사람의 2분의 1, 또는 3분의 1밖에 살수 없다는 연구 결과가 등장하는가 하면, 효소가 우리 몸의 생명을 유지하는 중요한 촉매임이 밝혀졌기 때문입니다.

나아가 많은 영양학자들도 앞으로 효소가 우리의 수명을 결정하는 중요한 물질로 주목받게 될 것이라고 전망하고 있습니다. 그렇다면 대체 효소란 무엇이고, 과연 어떤 메커니즘으로 우리의 생명에 직접적인 영향을 미칠까요?

다음 장을 통해 자세히 알아봅시다.

효소란 무엇인가?

효소란 엔자임이라고도 불리는, 우리 몸 안에서 벌어지는 거의 모든 대사 활동에 관여하는 단백질의 일종입니다.

자신은 변화하지 않지만 다른 물질의 화학반응 속도를 빠르게 하는 촉매 구실을 하는 단백질 촉매이지요.

이 효소는 흔히 '신이 내린 생명의 열쇠'라고 불리는데, 여기에는 이유가 있습니다. 우리 몸이 세포를 증식하고 골격을 늘리고 성장해가는 데 중요한 촉매 역할을 할 뿐 아니라 소화와 흡수, 세포를 교체하는 신진대사, 체내 독소 제거 등 무수히 많은 활동에 관여하기 때문입니다.

예를 들어 녹말을 맥아당이나 포도당으로 분해해 소화를 돕는 우리 침 속에 있는 아밀라아제도 효소의 일종입니다. 이외에도 효소는 음식 소화, 세포 형성, 해독, 살균 등 몸 안에서 일어나는 각종 생화학 반응을 활성화하는 데 반드시 필요한 물질로서 이 효소가 없다면 아무리 많은 영양소를 먹어도 그것이 제 기능을 발휘할 수 없게 될 뿐 아니라, 생명 활동에 위험이 미치고 노화가 앞당겨지며 질병에 걸릴 위협도 높아지게 됩니다. 따라서 건강하게 장수하려면 반드시 몸 안에 이 효소가 충분히 저장되어 있어야 합니다.

효소의 종류와 역할

'생명의 촉매', '인체 충전지'라고 불리는 효소의 종류는 크게 식품효소, 대사효소, 소화효소로 나뉩니다. 각각의 효소의 역할을 크게 구분해 보면 다음과 같습니다.

첫째, 우리가 음식물을 통해 얻는 영양소를 작게 분해해 간이나 근육에 저장하고 새로운 조직, 신경세포, 뼈, 피부, 선조직 등을 만들어냅니다. 이처럼 효소는 우리 몸의 모든 생화학작용을 담당하므로 비타민도 미네랄도 호르몬도 이 효소가 없이는 아무 기능도 할 수 없습니다.

둘째, 효소는 음식물이 잘 소화되도록 함으로써 면역력의 중심이라고 할 수 있는 대장, 그리고 신장과 폐, 피부 등에 쌓이는 독소를 제거합니다. 장 건강이 중요한 또 하나의 이유가 이 효소와 관련이 있습니다. 효소가 생성되는 곳이 바로 장이기 때문입니다. 장에서 형성된 효소는 장에만 머무르는 것이 아니라 우리 몸 구석구석의 세포에 전달되어 세포 활동과 에너지 활동이 원활하게 돌아가도록 돕게 됩니다. 특히 효소에는 세포의 결함을 제거하는 정화 기능이 있는데, 이 역할을 하는 효소를 거대 효소, 또는 프로테아좀이라고 부릅니다.

※ 세포 내 주요 효소들의 기능

세포 내 구획 명칭	효소명	주요 기능
핵	핵산합성효소	DNA 복제, RNA 합성
미토콘드리아	탈수소효소,전자전달 효소, 산화계 효소	호흡기질 분해, 전자전달과 ATP 합성
엽록체	광합성효소	명반응과 암반응
소포체	합성 및 분해 효소	각종 물질의 생성, 분해, 해독
리보솜	단백질합성효소	단백질생합성반응
리보솜	가수분해효소	세포 내 소화
골지체	다당류합성효소	분비물질생합성
세포기질	해당계효소, 지방산합성효소	해당과 발효, 지방산 합성
세포막	ATP분해효소	능동적인 수송

이 거대 효소가 하는 일은 결함이 있는 단백질에 꼬리표를 달아 분해

하거나 잘게 쪼개서 세포 건강을 유지하는 것입니다. 그런데 이 효소가 담당하는 해독 작용이 제대로 이루어지지 않을 경우 문제가 생깁니다. 세포의 미토콘드리아의 에너지 생성 기능이 약해져 세포 결손이 생기면서 질병이 발생하게 되는 것입니다.

따라서 활발한 세포 운동으로 에너지 넘치는 건강 상태를 유지하려면 반드시 효소 분비가 원활해야 합니다.

효소는 평생 정해진 양만 분비된다

나아가 효소에는 또 하나의 비밀이 있습니다. 비타민이나 다른 물질처럼 체내에서 합성되는 것이 아니고, 태어날 때부터 일정량이 저장되어 평생 동안 조금씩 분비된다는 점입니다.

이처럼 몸 안에 저장되어 평생에 걸쳐 정해진 양만 분비되는 효소를 잠재효소라고 하는데, 효소 연구의 권위자인 에드워드 하우웰 박사에 의하면 우리의 수명은 이 잠재효소가 얼마나 빨리 고갈되는가로 결정된다고 합니다. 잠재효소가 낭비되면 효소 고갈로 인한 노화가 촉진되어 생명도 줄어들게 된다는 것입니다.

따라서 건강을 유지하려면 평생 효소를 저축하는 마음으로 음식물을 통해 일정 양의 효소를 섭취하고 효소를 낭비하지 말아야 합니다. 그런데 대부분이 잘못된 조리 식습관과 생활습관으로 이 아까운 효소를 고갈시키고 있다는 점입니다. 그렇다면 현대인들의 효소 고갈을 불러오는 대표적인 습관으로는 무엇이 있을까요?

첫째는 화식입니다

화식은 음식에 포함된 효소를 거의 0%에 가깝게 고갈시켜 효소 섭취를 방해합니다. 효소는 50도에서 파괴되기 시작해서 70도가 되면 거의 사라지기 때문입니다.

게다가 불에 조리한 음식물은 효소가 없기 때문에, 이를 분해하고 소화시키기 위해 부득이 우리 몸에 저장되어 있는 효소를 꺼내서 사용하는 2차 낭비가 발생합니다.

이럴 경우 세포를 만들어내는 신진대사와 면역기능을 담당하는 효소가 음식물의 분해와 소화로 낭비되면서 면역력과 신진대사가 저하되게 됩니다.

둘째는 과식입니다

만일 매일 엄청난 양의 음식물을 소화해내게 되면 우리 장기는 중노동을 강요받게 되고, 무리한 소화 활동으로 인해 몸의 효소가 대량 소비됨으로써 대사 효소 생성력이 떨어지게 됩니다.

셋째는 스트레스입니다

　다양한 효소 연구에 의하면, 수면만 잘 취해도 잠드는 시간에는 효소가 보전된다고 합니다. 반대로 과로하거나 지나친 업무 과중 등은 우리 몸의 효소를 지나치게 소비시켜 잠재효소의 양을 빨리 감소시키는 결과를 낳게 됩니다.

체내에 효소가 부족해지면?

- 탄수화물 소화 효소의 부족이 불러오는 병
　▶ 종기 발생 가능성이 높아지고 습진과 검버섯 등 피부병이 발생한다.

- 단백질 소화 효소의 부족이 불러오는 병
　▶ 감정 기복이 커져 우울증과 불면증이 생길 수 있고 칼슘 저하로 인한 관절염과 골다공증이 발생한다.

- 지방소화 효소 부족이 불러오는 병
　▶ 콜레스테롤 수치가 높아져 지방 축적량이 늘어난다.

즉 이 세 가지 습관은 효소 보존 법칙 측면에서 수명을 줄이는 가장 좋지 않은 생활습관인 만큼 반드시 피해야 하는 동시에, 반대로 건강한 식습관과 바른 생활습관을 유지하는 것만으로도 상당량의 효소를 비축할 수 있음도 알아둡시다.

5

효소 부족이 불러오는
전신질환들
무엇이 있는가?

모리타 박사의 효소 연구

　앞서도 살펴보았듯이 효소는 식생활을 통해 부족분을 메우려는 의도적인 노력이 필요합니다. 반면 이런 노력이 유지되지 않으면, 대사와 면역에 이상이 생겨 다양한 전신질환이라는 복병을 만날 가능성이 높습니다.

　효소 부족과 다양한 질환들의 연관관계를 살펴보려면, 효소 연구의 1인자 중에 한 사람인 모리타 박사의 효소 연구 결과를 주목해볼 필요가 있습니다.

　모리다 박사는 2만5천 명을 대상으로 효소 요법을 실행한 뒤 그 임상 효과 사례를 발표했는데, 그 결과는 다음과 같았습니다.

※ 모리타 박사의 효소 요법 임상 결과

병 명	환자 수(명)	탁월함 (%)	효과 있음(%)
위십이장궤양	2,517	60	20
통풍	643	55	20
만성변비	1,495	55	20
무찌우찌증	1,923	55	20
자율신경실조증	2,189	50	20
간장병	2,069	40	20
신경통	2,121	45	20
류마치스	1,983	45	20
폐결핵	1,074	55	15
천식	1,937	45	15
고혈압	2,053	45	15
기타	5,278	60	20

▶ 기타병명 : 허약체질, 냉증, 동맥경화, 저혈압, 심장병, 백내장, 녹내장, 중풍,

　당뇨병, 이상 체질, 피부 질환, 기미, 여드름, 인후염, 결막염, 소아마비, 간질,

　근수축증, 복막염, 무좀, 기관지염, 폐렴, 구내염, 편두염 등

▶ 대다수의 질병의 경우 효소를 꾸준히 섭취하면 60~80% 이상이 호전을 보았음

▶ 체내 효소가 균형을 찾으면 신진대사가 활발해져서 건강과 미모를 유지

▶ 우리 몸의 115 종류의 병이 효소 이상이나 효소 부족 상태로 인해 발생함

　어떻습니까? 사실 이 질병들은 언뜻 효소와는 큰 관계가 없어 보이지 않나요? 그럼에도 무려 80% 가량의 질병이 효소 요법으로 호전된 이유는 무엇일까요?

효소 부족은 만병의 근원이다

    일단 모리타 박사가 언급한 질병 중에 관절염과 요통을 살펴보도록 합시다. 일반적으로 현대의학에서는 관절염과 요통을 관절 자체의 문제라고 진단합니다. 하지만 효소 요법의 견지에서 바라보면 다른 진단이 나옵니다. 이를 단순한 관절의 문제가 아닌 극심한 소화불량의 여파가 전신으로 파고들어 생기는 것으로 판단하는 것입니다.

    관절염이 생기는 기전은 다음과 같습니다. 우리 세포는 항상 아미노산을 필요로 하는데, 이 아미노산은 체내에 흡수된 단백질이 분해되어 만들어지는 것입니다. 그런데 이 단백질이 제대로 아미노산으로 분해되지 못해 질소 잔류물이 발생하면 장내를 부패시켜 유산 및 산화물질을 만들고, 이것이 전신에 퍼져 근 수축을 불러오며 관절염과 요통이 발생하는 것입니다.

이때 효소 식품인 과일과 야채 섭식을 늘리면, 혈액의 독소가 중화되고 소화가 원활해져 장내 부패가 줄어들면서 통증이 사라지게 됩니다.

두통도 마찬가지입니다. 두통은 여러 요인이 있으나 그중에 가장 큰 원인은 오염된 혈액으로 인한 장의 오염입니다. 장이 오염되면 가스가 차고 내압이 증가하게 되는데 이것이 전신으로 퍼지면 두통을 불러오게 됩니다. 두통 환자들 중에 많은 수가 어깨 결림, 식욕부진, 트림, 변비 등을 함께 앓게 되는 것도 이 때문입니다.

이때 효소를 대량 투여하면 장의 독소 배출과 동시에 혈액의 오염이 개선되어 전신 통증, 나아가 두통까지도 다스릴 수 있게 됩니다. 또한 위장 장애도 비슷한 기전으로 치유가 가능합니다.

당뇨병과 암도 마찬가지입니다. 미주 선진국에서 진행한 연구 결과, 효소 요법이 잘못된 면역체계를 재조립함으로서 독소를 배출하고 본래의 면역력을 찾아가도록 돕는다는 사실이 밝혀진 바 있습니다.

실로 당뇨병의 경우 일차적으로는 혈당 문제로 발생하는 병이지만 근원적으로는 효소 부족과 장내 부패가 큰 원인입니다. 이때 당뇨를 일으키는 고단백·고지방 식품을 멀리하고, 과일과 야채, 장내 부패를 막는 효소를 충분히 먹어주면 좋은 효과를 볼 수 있습니다. 다만 이때 대증치료의 화학약제인 혈당강하제를 중지해야만 자연치유력이 강화되어 스스로 당뇨를 극복할 수 있습니다.

암도 효소와 관련이 있다

우리가 가장 두려워하는 질병 1위인 암도 다르지 않습니다. 암은 치유가 힘든 난치병으로 알려져 있으나, 암 치료에 효소를 이용하는 임상사례가 늘고 있는 것은 물론 효소가 가진 탁월한 암 예방 기능도 속속 밝혀지고 있습니다.

'식이섬유와 효소 부족', 나아가 잠재효소의 과용으로 인한 노화 촉진도 암을 발생시킨다고 밝혀졌기 때문입니다. 또한 소화 효소의 부족으로 생겨난 암모니아 질소 대사물 또한 강력한 발암물질인 니트로소아민 등을 만들어낸다는 사실이 증명되었습니다.

따라서 암에 걸렸을 때 적절한 효소 치유를 병행하되, 평소부터 효소를 적절히 섭취해 독소를 배출하고 노화를 방지하는 것이야말로 암 예방법이 될 것입니다. 그렇다면 효소는 암 치료, 나아가 다양한 전신질환 치료에 어떻게 작용하는지도 살펴봅시다.

※ 효소 부족으로 발생하는 전신질환들

효소 부족으로 인한 독소 축적 ⟶ 면역력 약화

효소부족

관절 질환
피부 질환
비 만
동맥경화
구취와 두통
알레르기성 질환
중 풍
만성피로
위암과 대장암
만성 위장질환
건망증과 치매

효소는 만병을 치유한다

효소는 인체 대사에 필수적인 생명 물질인 동시에 효소 부족으로 발생하는 거의 모든 질병을 호전시키는 데 도움이 됩니다. 다음은 각각의 질병들과 효소와의 관계, 효소가 어떤 방식으로 질병을 치유하는지를 설명하고 있습니다.

- 피부가 거칠고 복부 비만이 심한데 효소를 섭취하면 효과가 있을까요?

: 효소는 노화와 깊은 연관이 있습니다. 나이가 들수록 인체가 노화하는 이유로 체내 잠재효소의 부족이 지적되고 있는 것도 그 때문입니다. 이런 분들은 집에서 간단히 효소 칵테일을 만들어 드실 것을 권합니다.

방법은 어렵지 않습니다. 효소 과립을 물에 탄 뒤 현미 발효 식초와 과일과 채소 즙을 섞어 아침 공복에 한 잔 드시면 됩니다. 아침마다 효소

칵테일을 장복하면 몸 안의 독소가 제거되어 피부와 복부 고민을 해결할 수 있습니다.

- 생리통을 효소로 개선할 수 있을까요?

: 생리불순은 몸의 균형이 깨졌다는 직접적인 신호입니다. 농약과 항생제가 잔류하는 식품, 소화가 어려운 인스턴트식품, 바쁜 생활 등으로 몸의 면역력이 떨어지면서 불임과 생리불순, 생리통 등을 겪게 되는 것입니다. 이때 효소를 꾸준히 섭취해주면 생리통과 생리불순이 70% 이상 해결되는 것을 볼 수 있는데, 이는 잘못된 식습관으로 인한 장내 유해균의 독소로 교란된 생체리듬이 원상 복귀되기 때문입니다.

- 잇몸질환이 없는데도 구취가 심합니다. 효소가 도움이 될 수 있을까요?

: 구취는 잇몸질환뿐 아니라 소화기관에 문제가 있을 때 발생합니다. 만일 잇몸에 문제가 없는데도 구취가 난다면, 이는 구강이나 폐를 비롯한 호흡기, 또는 위장에 지나치게 유해균이 번식해 있다는 신호입니다. 이때 효소를 섭취하면 금방 구취가 사라지는 것을 경험할 수 있는데 이는 효소에 유해세균의 활동을 중단시키는 효과가 있기 때문입니다. 하지만 장내 유해세균은 한 번에 살균하는 것이 불가능한 만큼 몸에 이상이 없는지 전문가의 상담을 받은 뒤 유해균의 증식을 억제하는 효소를 꾸준

히 섭취할 것을 권합니다.

- 아토피에 효소를 어떻게 활용하면 좋을까요?

: 최근 들어 아토피로 고생하는 분들이 늘고 있습니다. 많은 연구에 의하면 아토피는 장내 생태계가 깨져 독소가 혈액으로 전달되어 면역계 이상을 불러일으키면서 생겨나는 현상으로 특히 장이 발달하지 않은 아이들의 경우 육류나 인스턴트식품을 지나치게 즐기면 이런 현상이 더 심해지게 됩니다.

아토피의 경우 효소를 섭취하는 것과 동시에 효소 목욕을 권합니다. 우선 장내 유해균을 억제하기 위해 효소를 많이 섭취하면 장내 환경이 한결 좋아지고, 피부에 좋은 약초들을 발효시킨 효소 목욕을 하면 피부의 재생과 보습효과가 탁월해지면서 좋은 효과를 볼 수 있습니다.

- 암 질환은 유전이라고 하던데 과연 효소가 효과가 있을까요?

: 암은 일정 정도 유전 문제이기는 하나 식생활과 가장 큰 관련이 있습니다. 한 예로 우유는 완전식품이기는 하나 소화가 잘 되지 않고 효소 활성에 방해가 되어 우유를 매일 같이 먹는 습관을 가진 집안에서 자란 사람은 우유로 인한 문제가 발생할 수 있습니다. 다른 음식들과 식습관들도 마찬가지입니다. 인스턴트를 습관적으로 먹은 집안에서는 아이들이

성인이 되어서까지 인스턴트를 당연하게 먹음으로써 문제가 생길 수 있습니다.

따라서 질병에 걸렸다면 그것을 유전적 요인으로 규정하기 전에 최대한 생활습관과 식습관을 교정해 건강을 찾으려는 굳은 의지를 가져야 합니다. 이때 효소는 우리 몸의 독소를 배출하고 면역 체계와 신진대사를 강화하는 효과가 있으며, 따라서 꾸준히 섭취하면 큰 도움이 됩니다.

- 당뇨병 때문에 효소가 많이 들어 있는 과일을 먹으려 하는데 과일의 당 성분이 괜찮을까요?

: 미국의 대사학 전문가인 마크스 박사의 말을 빌리자면, 과일의 과당은 당뇨병과 아무 상관이 없다고 합니다. 과당은 분해될 때 인슐린을 필요로 하지 않기 때문입니다. 게다가 오히려 좋은 효소가 많고 다른 음식을 동량으로 비교해보면 훨씬 칼로리가 적은 편에 속합니다. 따라서 살 찔 걱정은 덜어두고 과일을 다른 생야채들과 함께 꾸준히 섭식하시면 효소의 활성화가 이루어지면서 당뇨에도 좋은 예후를 볼 수 있습니다.

6

효소가 풍부한 음식을
먹어야 건강해진다

- 좋은 식습관이 치유력을 높인다
- 발효식품에 효소가 풍부하다
- 모자란 효소는 외부에서 보충하라
- 효소로 몸을 깨끗이 해독하라

좋은 식습관이 치유력을 높인다

야생동물들은 암도 고혈압도 없습니다. 이들은 자연이 주는 음식을 먹고 그것을 완전히 소화 섭취하며 살아가기 때문입니다. 오래 살기로 유명한 장수동물인 학이나 거북은 창자가 거의 항상 텅 비어 있다고 합니다. 적절히 필요한 만큼의 음식만 먹으니 피가 맑고 그 때문에 불필요한 질병을 얻지 않는 것입니다.

최근 들어 올바른 식습관에 대한 관심이 높아지면서 좋은 식습관만이 우리 몸의 자연적인 치유력을 살리는 길이라는 학설이 속출하고 있습니다. 그렇다면 건강한 식습관은 어떤 메커니즘을 통해 우리 몸의 자연 치유력을 높이는 것일까요?

※ 건강의 적 독소

면역력을 강화시키는 것만이 각종 난치병을 치료하는 길이라고 강조했던 대체의학의 대표자인 쓰루미 다카후미는 면역력 강화를 위한 최고의 방책으로 효소 치유법을 권한 바 있습니다. 다카우미 박사가 제시한 효소 요법은 일상 속에서도 실현 가능한 것으로서, 그 방법은 효소가 많이 들어 있는 음식을 꾸준히 섭취하는 것입니다.

그는 효소가 많이 들어 있는 먹거리는 다름 아닌 생식이며, 그 중에서도 날것인 야채와 과일을 많이 섭취하는 것이 중요하다고 강조합니다. 나아가 음식에서 효소를 얻으려면 야채와 고기 등을 날로 먹어야 하는데, 앞에서도 지적했듯이 굽고 찌는 화식 환경에서 효소 섭취를 기대하는 것은 무리입니다.

불에 조리한 음식에는 효소가 전혀 존재하지 않으며, 따라서 효소를 섭취하려면 다음의 3가지 섭생법을 기억해야 합니다.

첫째, 식물성 먹거리를 즐긴다,

둘째, 식품을 일부가 아닌 전체를 먹는다.

셋째, 날것을 그대로 먹는다.

발효식품에 효소가 풍부하다

또 한 가지, 효소 식품 섭취를 위해 기억해야 할 것이 있습니다. 바로 발효식품의 섭취입니다. 세계에서 잘 알려진 장수촌인 일본의 야마나시 현, 오키나와 현, 나아가 파키스탄의 훈자, 남미의 빌캄밤바, 흑해와 카스피해 사이에 있는 코카서스의 경우 100세 넘은 노인들이 유독 많은 장수 마을로 유명합니다. 그런데 이들의 장수 요인은 첫째는 풍부한 과일과 야채 섭취와 적게 먹는 소식, 둘째는 좋은 물과 공기, 셋째는 전통적인 발효식품의 섭취로 알려져 있습니다.

앞서 생식이 효소와 깊은 연관이 있다는 점은 언급했을 것입니다. 나아가 발효식품과 좋은 물 역시 효소와 밀접한 연관이 있습니다.

첫째, 물은 효소의 효과를 극대화시키는 역할을 합니다. 효소는 좋은 물을 적절히 섭취할 때 훨씬 더 활성화되고, 반대로 수분이 부족하면 제

능력을 발휘할 수 없기 때문입니다.

둘째, 발효식품 역시 건강에 유익한 음식의 유기화합물에 풍부한 효소가 들어 있어 우리 몸에 효소를 공급해주게 됩니다.

발효식품을 매일 먹으면 장내의 세균 균형이 바로잡히고, 특히 '발효식품 = 건강에 좋다' 는 등식이 성립되어 있는 것도, 발효 식품이 곧바로 효소 식품이기 때문입니다.

내 몸을 살리는 다양한 발효식품들

한국 사람들은 거의 매일 김치, 된장, 간장, 식초 등을 먹고, 일본 사람들은 나또, 간장, 미소, 나라쯔께 등을 섭취한다. 서양 사람들은 치즈, 와인, 맥주 등을 거의 매일 먹는다. 각국의 나라 특성에 따라 거의 매일 먹는 식품들로, 식품은 다르지만 이 식품들엔 공통점이 있다. 발효를 거친 전통식품이자 효소 활성을 돕는 음식들이라는 점이다. 우리 몸에 필요한 효소는 그 종류가 1,000가지가 넘는다. 심지어 이름도 밝혀지지 않은 효소들도 부지기수이다. 효소는 체내 영양소를 분해하여 에너지를 만들고 혈액을 만들고 노폐물을 제거하고, 암세포를 막아주며, 소화액과 피를 만드는 등 다양한 역할을 한다.

이때 평상시 다양한 발효식품을 섭취해주면 부족한 효소가 보충되고 효소 활동이 원활해져 장 건강이 증진되고 면역력을 높일 수 있다.

모자란 효소는 외부에서 보충하라

효소에는 우리 몸 안에 잠재된 잠재효소와 음식물로 섭취하는 식물효소가 있는데, 인체에서 만들어지는 잠재효소는 나이가 들면 점점 분비량이 줄어들게 됩니다. 즉 외부로부터 식사를 통해 정기적이고 일정한 효소를 섭취하지 않으면 잠재효소를 과잉 사용하게 되어 수명이 줄어든다는 의미입니다.

한 예로 우리는 노화현상을 어쩔 수 없다고 생각합니다. 아침에 일어나도 피로가 풀리지 않고 일을 할 때 기력이 쇠하는 것을 '나이가 들어서'라고 생각합니다. 하지만 이런 노화 현상에는 다양한 원인이 있게 마련이고, 그 중에 하나는 평생 일정량밖에 생산되지 않는 효소를 지나치게 소비한 탓입니다. 화식과 과식, 스트레스 등의 과도한 효소 소비가 빠른 노화를 불러온 것입니다.

즉 젊음을 오래 유지하려면 일정한 효소 비축량을 꾸준히 유지해야 하는데, 화식과 과식, 스트레스에서 벗어나기 어렵다면, 만성적인 효소결핍증을 방지할 수 있는 또 다른 방법에 주목할 필요가 있습니다. 바로 일상적으로 효소가 풍부한 생야채 등을 꾸준히 섭취하는 동시에, 효소를 추출해 만든 각종 건강기능식품을 적절히 활용하는 것입니다.

풍부한 영양이 질병을 완화한다

미국의 영양면역학자인 자우페이 첸 박사는 인간의 질병 원인 중 99% 이상이 면역체계의 기능 저하에 기인한다고 밝혔다. 면역체계가 정상적으로 운영될 때 인체는 거의 모든 질병으로부터 안전할 수가 있다. 실제로 건강한 사람은 질병에 대해 매우 빠르고 효과적인 반응을 보인다. 그러나 영양이 부족하거나 만성질병의 경우 면역체계는 힘을 잃게 되고 쉽게 질병에 걸리게 되는 것이다.

현재의 식생활은 칼로리만 높고 영양분은 적다. 가공식품 등이 활개를 칠 뿐만 아니라 농약의 무분별한 사용으로 채소들도 외형만 클 뿐 속은 비어 있기 때문이다.

따라서 무농약과 유기농으로 키운 채소, 나아가 적절한 균형을 가진 효소 식단을 중심으로 식습관을 유지하여 몸의 면역체계를 강화시키는 것만이 암과 당뇨, 고혈압 같은 만성질환에서 벗어날 수 있는 방법임을 기억하자.

효소로 몸을 깨끗이 해독하라

효소가 중요한 또 하나의 이유는 바로 효소가 가진 해독 작용 때문입니다. 한 예로 커다란 빌딩의 화장실과 쓰레기통을 봅시다. 수많은 사람들이 드나들며 비즈니스를 하는 이 공간에 만일 청소부가 없다면 이 건물은 금방 쓰레기통이 되고 말 것입니다. 마찬가지로 하루도 쉬지 않고 움직여야 생명을 유지할 수 있는 인체도 많은 독소와 쓰레기를 배출할 수밖에 없습니다. 어디를 가나 독소의 공격을 받는 현대 생활에서는 더욱 그렇지요. 이때 효소는 인체라는 거대 빌딩에서 가장 열심히 움직이며 쓰레기를 비워내는 청소부 역할을 합니다. 게으름 피우지 않고 헌신적으로 일하는 효소가 없다면 우리 몸은 수많은 독소가 축적되어 제대로 활동할 수 없을 것입니다.

우리 몸에 적절한 해독이 필요하듯이, 해독 시 효소를 충분히 보충해

쥐야 하는 이유도 이 때문입니다. 체내에 적절히 투입된 효소는 우리 몸이 배출하는 쓰레기를 거둬내어 세포를 건강하게 만들고 대사 활동을 증진시키는 역할을 하는 만큼 이 과정을 잘 거치면 몸 전체의 건강이 증진될 수밖에 없는 것입니다.

그렇다면 건강한 효소 해독은 어떤 방식으로 진행되며 어떤 효과를 가져오는지 다음 장에서 함께 살펴보도록 합시다.

※ 체내 독소지수 체크리스트 (15개 이상이 체크되면 해독이 필요하다)

항상 몸이 무겁고 쉽게 피로해진다 ······················· ☐
술자리와 회식이 잦다 ·· ☐
소변 색이 짙고 잔뇨감이 있다 ······························ ☐
혈압 조절이 어렵다 ··· ☐
평소 가공식품과 육식을 즐긴다 ····························· ☐
항상 속이 더부룩하고 가스가 많이 차며 소화가 잘 되지 않는다 ☐
두드러기나 알레르기성 피부염, 비염이 있다 ············· ☐
안색이 탁하고 기미와 여드름이 자주 생긴다 ············· ☐
손발이 저리고 추위를 탄다 ···································· ☐
성욕이 감퇴했다 ·· ☐
부종 때문에 몸과 손발이 붓는다 ···························· ☐
흡연량이 많다 ··· ☐
불면증 때문에 숙면을 취하지 못한다 ······················ ☐
과도한 업무로 스트레스 상태가 오래 유지된다 ··········· ☐
다양한 약을 장기간 복용 중이다 ···························· ☐
당뇨, 고혈압, 암 등 질병 전력이 있다 ···················· ☐
먹는 양에 비해 살이 잘 찐다 ································· ☐
체구에 비해 복부비만이 심하다 ····························· ☐
생리통과 변비가 심하다 ······································· ☐
눈이 침침하다 ··· ☐
야채 섭취량이 많지 않다 ······································ ☐
배가 고프면 아무 것이나 먹는 편이다 ····················· ☐
두통과 어깨 결림으로 고생하고 있다 ······················ ☐
아침에 눈을 뜨기가 힘들다 ···································· ☐
이유 없이 계속해서 졸린다 ···································· ☐

7

약 없이 스스로 낫는
효소 해독법

해독, 왜 필요한가?

몸의 독소를 배출해 새로운 몸을 만드는 해독의 역사는 지난 수세기 동안 다양한 나라들에서 역사적으로 존재해왔습니다. 한 예로 이집트에서 발견된 4천 년 전의 파피루스에는 몸의 정화를 위해 관장을 실시했다는 내용이 있습니다.

나아가 기원전 400년 전 서양의학의 아버지 히포크라테스도 건강을 증진하는 방법으로 단식을 권했다는 기록이 있고, 이외에도 많은 의사들이 장기 세척 등의 해독요법으로 만성적 병을 치료했다고 합니다. 지금처럼 공해가 심각한 상황도 아니었음에도 이처럼 해독요법을 권장했다는 점은 근본적으로 몸의 독소 배출이 질병과 직접적인 연관이 있음을 말해줍니다. 하물며 다양한 현대문명으로 인한 독소로 고통 받고 있는 현대인은 어떻겠습니까?

※ 독소는 어디서 발생하는가에 대한 참고

화식	⟶ 생식
불완전 소화	⟶ 소식과 규칙적 식생활
지나친 육식	⟶ 야채 위주의 식사
배설 불량	⟶ 운동과 수분 섭취
환경오염	⟶ 화학제재 멀리하기
가공식품 섭취	⟶ 자연식 대체
음주와 흡연	⟶ 바른 생활습관

다음 장에서는 우리의 장 활동을 원할하기 위한 해독프로그램에 대해 알아봅시다.

해독 1단계 :
독소에 노출되는 것을 최대한 피하라

21세기를 사는 우리는 어디를 가든 공해로부터 자유로울 수 없습니다. 특히 물과 공기의 오염은 우리 몸을 가장 먼저 오염시키는 주범이지요. 일반 수돗물과 지하수의 오염, 나아가 집안의 다양한 물건들이 배출하는 독성물질이 오염시키는 공기 등이 우리의 건강을 직접적으로 공격하고 있는 것입니다.

※ 우리 생활 속 오염의 주범들

표백제	가스와 오일	정수되지 않은 물
살충제	난방기구	매직 등 유성펜
신문	가솔린	플라스틱 물병
곰팡이	탈취제	전자레인지용 플라스틱 용기
페인트와 접착제	라돈	향수와 미용용품
화장품	미세먼지	세척하지 않은 우산
합성섬유	담배 연기	새로 산 옷
드라이크리닝	식품 포장용 스티로폼	좀약
다양한 세제들	합판	일산화탄소
가구 광택제	폴리우레탄	카페트

실제로 한 실험결과에 의하면 다양한 화학제재로 장식한 새집에서 방출되는 독성 물질이 쓰레기 처리장에서 발생하는 독성 물질과 유사하다고 합니다.

나아가 우리가 먹는 식품과 생활용품들이 가지는 독성 또한 큰 논란을 일으키고 있는 실정이지요. 이런 상황에서 우리는 반드시 다음의 수칙을 기억할 필요가 있습니다.

▶ 공기청정기와 정수기 등으로 공기와 물의 오염을 최대한 막는다.

▶ 음식을 담는 용기, 주방도구, 다양한 생활용품 등도 최대한 천연 제품을 사용한다.

▶ 집을 단장할 때 쓰이는 벽지와 접착제 광택제 등을 천연 제품으로 사용한다.

▶ 최대한 유기농 식품을 먹는다

▶ 질병의 저항력에 약한 아이들의 방에는 특히 화학 성분이 없는 물건이나 가구

등을 놓는다.

해독 2단계 :
우리 몸의 해독 능력을 최대한 끌어올려라

우리 몸에는 해로운 물질을 흡수했을 때 이를 배출하는 7개의 배출 통로가 존재합니다. 혈액과 림프계, 대장과 콩팥, 폐, 피부, 간이 바로 그 통로입니다. 이 배출 통로만 막히지 않고 건강하다면 우리 몸은 스스로 체내 유입된 독소를 재빠르게 배출해낼 수 있는 반면, 불규칙한 식생활과 과로 등으로 이 통로가 무력해지면 우리 몸에는 더 많은 독소가 쌓일 수밖에 없습니다. 한 예로 변비를 봅시다.

변비는 흔한 질환이지만 그 영향력은 절대 무시할 수 없습니다. 만성적인 변비 환자의 경우 대장이 무력해져 변이 오래 장에 머무르게 되면, 변의 독소가 체내로 다시 유입되어 간이 이를 해독하기 위해 두 배로 일을 해야 합니다.

마찬가지로 지나친 음주와 과로 등도 간과 신장에 영향을 미쳐 해독을 늦추며, 흡연과 미세먼지 등 역시 폐의 기능을 저하시켜 독소 배출에 장애가 됩니다.

따라서 우리 몸이 본래 가진 해독력을 높이기 위해서는 다음의 수칙들을 꼭 지켜야 합니다.

▶ 독소를 과도하게 만들어내는 정제설탕, 첨가제, 방부제, 농약 등은 반드시 피한다.

▶ 단백질을 비롯해 품질 높은 영양소가 풍부한 자연산 음식을 주로 먹는다.

▶ 과도한 업무나 스트레스 등은 독소 배출 기능을 저하시키는 만큼 지나치게 무리하지 않는다.

▶ 변비나 여타 이상 증세가 있을 때 작은 병이라고 생각해 참지 말고 대책을 강구해야 우리 몸의 독소 배출 시스템이 망가지지 않는다는 점을 명심해야 한다.

▶ 해독을 위한 다양한 프로그램을 살펴 자신에게 적절한 것을 골라 실시한다.

해독 3단계 :
효소 해독 프로그램을 통해 몸을 깨끗이 하라

해독은 우리 몸속에 쌓인 독소를 제거하고 세포를 깨끗이 할 수 있는 최고의 방법입니다. 다만 지켜야 할 수칙들이 까다롭고 기간이 정해져 있어 일상 속에서 실천하기가 쉽지만은 않은 것이 현실입니다. 하지만 정기적인 해독은 건강을 유지하고 젊게 살 수 있는 좋은 방법인 만큼 시기에맞게 해독 프로그램을 실시하는 것이 좋습니다.

실로 주변을 둘러보면 많은 해독 프로그램이 있지만 그 중에서도 효소를 통한 해독 프로그램은 만족도가 높습니다.

효소 해독이란 짧게는 10일, 길게는 한두 달까지 기간을 정해두고 효소로 대체식을 하거나 일반식을 하면서 효소를 함께 섭취하는 방식으로 이루어집니다. 앞서도 살펴보았듯이 효소는 우리의 생명 활동에 지대한 영향을 미치는 물질일 뿐 아니라 독소를 배출하고 면역력을 복구하는 능력이 뛰어납니다.

효소 해독 프로그램을 체험하기 위해서는 다음의 주의점을 되짚어봐야 합니다.

▶ 대체식을 통해 효소 단식을 할 것인지, 일반식과 병행할 것인지를 상황에 맞게 결정한다.

▶ 효소 해독에 들어가기에 앞서 반드시 체성분 검사를 함으로써 몸의 변화를 눈으로 확인해봐야 한다.

▶ 효소의 기능에 대해 숙지함으로써 효소가 우리 몸에 미치는 영향에 대한 사전정보를 파악하면 좋다.

▶ 비록 힘들더라도 나날이 해독 일기를 써서 몸의 변화 과정을 기록한다.

해독 4단계 :
올바른 생활습관 유지하기

아무리 효소로 몸을 해독했다 할지라도 "내 몸은 내가 관리한다"는 굳은 마음이 없으면 건강 상태를 유지하기 어렵습니다. 따라서 지난 시간 동안 스스로의 몸을 학대하거나 방치한 부분이 있으면 이를 반성하고 해독 후에도 건강한 습관을 유지하겠다고 결심하는 것이 무엇보다도 중요합니다.

실로 효소 해독은 다양한 질병들을 드러내어 보여주거나 나아가 이 질병들의 증상을 치유하고 완화하는 효과를 보입니다. 이때 자신의 몸 상태의 변화를 꾸준히 관찰해 앞으로의 건강 지도를 스스로 짜나가야 합니다. 긍정적인 마음으로 자신을 돌보고 건강한 삶을 살겠다고 결심하는 것입니다.

그러기 위해서는 다음의 수칙들을 지켜볼 필요가 있습니다.

▶ 효소 해독 전과 후에 내 몸의 상태가 어떻게 달라졌는지를 살펴봐야 한다.

▶ 그간 잘못 유지해온 생활습관들이 있었는지 돌이켜봐야 한다.

▶ 효소 해독이 끝난 뒤에도 좋은 생활습관과 식습관을 유지하도록 노력해야 한다.

▶ 효소가 풍부한 식단을 지키되, 생활이 바쁘다면 다양한 효소 기능식품을

이용해도 좋다.

8

효소 해독은 일상에서
실천하는 것

- 효소 해독을 위한 이해
- 독소 배설이 관건이다
- 지방에 쌓이는 독소는 효소로 배출한다

효소 해독을 위한 이해

최근 저지방, 저칼로리, 저탄수화물식이 인기를 끌고 있습니다. 비만을 방치할 경우 무서운 생활습관병으로 발전할 위험이 높다는 사실이 널리 알려졌기 때문입니다.

한때 비만은 잘 먹고 편안한 생활을 의미함으로써 선진국의 상징이었습니다. 하지만 얼마 안 가 비만이 모든 질병의 시발점이 된다는 연구 결과들이 등장하고 비만으로 인한 사망 인구가 증가하면서, 선진국들도 비만 방지와 비만 치료, 비만 합병증으로 인한 막대한 손실에 대한 대책을 시급히 마련하고 있습니다.

우리나라도 마찬가지입니다. 상대적으로 균형 잡힌 체질이었던 우리 또한 서구형 식생활 모델을 받아들이면서 비만 인구가 급증하고 있는데, 조사 결과에 의하면 우리나라의 체질량 지수가 25인 비만자 수는 1995년에는 14.8%였으나, 불과 6년인 지난 2005년에는 남자는 3배가량, 여자는 거의 2배가량 늘어난 30.6%로 집계됐고, 2008년에는 비만자 수가 40% 이상으로 증가했습니다.

그렇다면 비만을 방지하기 위한 온갖 교과서적 방책들을 국민들에게 제시하고 있음에도 비만 인구는 계속 증가하고 있다는 점은 과연 무엇을 의미할까요?

질병을 유발하고 생명을 위협하는 비만의 실태

1. 고혈압 : 정상인에 비해 고혈압이 발생할 확률이 5배 높다.

2. 고지혈증 : 협심증, 심근경색, 뇌졸중 등 동맥경화성 질환의 원인으로서

   비만일 경우는 여분의 지방이 혈액으로 모여 고지혈증이 발생하기 쉽다.

3. 심장병(협심증, 심근경색) : 연구에 의하면 비만은 고혈압과 고지혈증, 당뇨

   병을 촉진시켜 이차적으로 심장병을 유발한다.

4. 동맥경화 : 체내의 과도한 지방은 혈관에서 동맥경화를 유도하며 혈전을

   잘 생기게 한다.

5. 지방간 : 비만환자의 대부분에서 지방간이 발견되는데, 간에 지방이

   축적되면 간 기능이 나빠지고 쉽게 피곤해 진다.

6. 기능성 위장 장애 : 비만환자들의 상당수는 소화불량, 만성변비 등을

호소하는 경우가 많다.

7. 담석 : 비만한 여성은 담석이 발생할 확률이 2~3배 높으며, 담석으로

   인한 담낭염도 잘 생기며, 수술에 의한 합병증이나 사망률도 높다.

8. 당뇨병 : 정상 체중에 비해 당뇨병이 걸릴 확률이 3배 이상 높다.

9. 그 밖에 퇴행성관절염, 생리 이상, 암, 호흡기 질환, 통풍, 심리적 질환 등이

   발생할 수 있다.

독소 배설이 관건이다

　앞에서 우리는 인체 구조와 함께 우리 몸은 복잡하면서도 균형 잡힌 메커니즘을 가지고 있는 생명의 기계와 같다는 것을 살펴보았습니다. 인체는 면역 기능이 파괴되지 않는 한 충분한 자정능력으로 몸 안의 독소를 제거하고 배출하며 아픈 곳을 치유하고 정화하는 능력이 있습니다. 우리가 공기 중의 무수한 바이러스나 몸 안의 웬만한 유독한 물질에는 끄떡없는 것도 이런 자정 치유 능력과 균형감각 덕분이라고 할 수 있을 것입니다. 과연 이처럼 신비로운 힘을 가진 우리 몸에 과연 체중을 조절하는 기능은 없을까요?

　답부터 말하자면 우리 몸은 스스로 체중 조절능력을 갖고 있습니다. 하지만 몇 가지 외적인 이유들로 이 체중 조절 기능이 한계에 달하게 되는데, 그 이유는 식습관의 균형이 깨지면서 발생합니다.

이를테면 저칼로리, 저당분식을 꾸준히 지켜왔는데도 계속 살이 찌는 사람이 있다고 합시다. 그런데 가만히 살펴보니 그는 밤늦게까지 일하는 습관이 있었습니다. 밤에 일을 하다가 배가 고프니 때로 야식을 먹었고, 그로 인해 몸 안에는 독소가 쌓이기 시작한 것입니다. 이런 이들에게는 단순한 저칼로리 저당분식만으로는 체중 조절이 어렵습니다. 그 이전에 생활 전체의 리듬과 몸의 밸런스를 깨뜨리는 주범을 찾아서 교정해야 합니다.

인체는 새벽 4시부터 다음날 12시까지 몸 안에 쌓인 노폐물과 배설물을 밖으로 내보냅니다. 그런데 늦은 야식은 소화 상태로 위 안에 남아 있어서 배설에 몰두해야 하는 몸의 밸런스를 흐트러뜨리게 됩니다.

즉 이 경우는 많이 먹어 살이 찌는 것이 아니라 제대로 배설하지 못해 살이 찌고, 몸 안에 계속 노폐물이나 독소가 쌓이면서 체중 조절 능력도 약해지는 것입니다. 이 경우는 생활 습관을 바꾸는 것은 물론 몸 안에 쌓인 독소를 제거하는 해독으로 신진대사를 원활히 복구해주어야 합니다.

지방에 쌓이는 독소는 효소로 배출한다

또 하나, 비만에 해독이 절실히 필요한 이유가 또 하나 있습니다. 우리 몸에서 가장 많은 독소도 축적되는 부분이 바로 지방이기 때문입니다.

외부로부터 폐와 위장, 피부 등을 통해 유입된 독소들은 우리 몸의 지방 세포, 뼈, 근육 등 곳곳에 축적됩니다. 그런데 이중에서도 지방세포에 쌓이는 독소들은 아주 위험합니다. 지방세포는 쉽게 분해되지 않는 특성을 가지기 때문에 고농도의 독소들이 그대로 유지되는 것입니다

따라서 과도한 체지방을 가진 비만을 앓고 있다면 반드시 이 지방조직 세포를 줄임으로써 불필요한 독소를 배출하고 더 이상 쌓이지 않도록 조심해야 합니다.

이때 효소의 섭취는 인체 밸런스를 바로 잡아주고 독소를 배출하는 이

중의 역할을 합니다. 한 예로, 우리의 장은 오랜 시간 동안 많은 음식을 소화하면서 찌꺼기가 장 내벽에 스며들게 됩니다. 이처럼 장의 주름에 낀 숙변에는 콜레스테롤과 곰팡이, 병원균 등의 독소가 섞여 있는데, 이 독소를 제때 처리하지 않으면 그 오염이 세포 속에까지 침투해 혈액을 탁하게 만들고 질병을 불러오게 됩니다.

이때 효소에 포함된 독소 배설 성분이 탁월한 효과를 발휘하는데, 이를 흔히 '찌꺼기 연소'라고 합니다. 이 작용은 식이섬유가 분해된 노폐물을 끌어안고 변으로 배출될 때 식이섬유가 노폐물을 잘 담아갈 수 있도록 유해물질을 잘게 쪼개주는 역할을 하기 때문입니다.

이처럼 장의 벽이 깨끗해지고 유익한 균이 늘어나면 체중의 감소 효과 외에도, 영양소의 흡수율이 증가해서 몸의 활력이 높아지게 됩니다. 우리가 일상적으로 진행할 수 있는 효소 요법은 다음과 같습니다.

※ 간단히 시행하는 효소 요법

효소는 약이 아니므로 정해진 횟수, 시간의 제약은 별도로 없으며, 매주 1회, 또는 일정 기간을 두고 식사와 병행하는 것과 하루 세끼를 효소 식품으로 대체하는 방법이 있다.

① 시간

아침에 일어난 직후와 저녁 취침 2시간 전 공복 때 섭취하면 효소 흡수율이 높다.

② 횟수

횟수에는 제한이 없으며 공복 때 섭취하면 기분이 상쾌하다.

③ 양

건강 증진과 체질개선이 목적이라면 1회 소량을 병의 회복을 위해서는 섭취하는 양을 다량으로 4~5회 로 한다.

④ 기간

개인의 체질 및 건강상태와 섭취하는 양에 따라 기간의 차이를

둘 수 있으나 10일, 1개월, 4개월, 6개월 동안에 몸의 변화가
시작되며, 적어도 1개월 이상 섭취하면 효과를 기대할 수 있다.
(120일)

효소 해독을 위한 3가지 조건

효소 해독은 인체에 유용한 효소를 사용해 몸을 해독하는 유익한 보조 방법이다. 효소 해독 요법의 장점은 일상적으로도 증상을 완화하고 몸의 근본적인 자연치유 능력을 극대화할 수 있다는 데 있다. 하지만 효소 해독도 섭취 전의 준비에 따라 그 효과가 달라질 수 있는 만큼 효소 해독 시에는 다음의 수칙들을 반드시 지켜야 한다.

첫째, 절대적으로 가공식품을 피하고 첨가물을 넣지 않은 자연식을 섭취해야 한다.

둘째, 섭취한 내용물이 체내에 신속하게 흡수될 수 있도록 위와 대장의 상태를 최적으로 만들어놓을 필요가 있다.

셋째, 과민성이나 알레르기로 보이는 호전반응이 나타날 시 적절한 대처를 해야 한다. 호전반응은 몸이 깨끗해지고 있다는 증거인 만큼 무작정 효소 섭취를 중단하기보다는 섭취 양을 조절하거나 상담을 통해 대처법을 마련해야 한다.

이 3단계를 반드시 명심하고 효소 해독을 시행하면 효과를 훨씬 높일 수 있으며 건강상태가 현저히 개선될 수 있다.

9

효소 해독과 호전반응

해독과 뗄 수 없는 호전반응

어떤 분들은 효소 해독을 하고 나서 몸이 새로 태어난 것 같은 느낌을 받았다고 말씀하십니다. 이는 효소 해독의 전후가 달라서이기도 하겠지만, 해독 시 겪게 되는 다양한 호전반응을 통해 신체의 아픈 부분이 낫는 과정을 경험할 수 있기 때문입니다.

호전반응이란 쉽게 말해 상처가 아물기 시작할 때 찾아오는 심한 가려움을 떠올리시면 됩니다. 상처가 가려운 것은 다친 조직 세포들이 활발하게 움직여 새로운 세포를 만들어내기 때문입니다. 마찬가지로 아픈 상태에서 침과 뜸을 맞고, 지압 등을 받고 나면 처음 며칠 동안은 계속해서 몸살처럼 몸에 통증이 느껴지거나 고열이 찾아오는데, 이처럼 병이 낫기 위한 과정으로 나타나는 증세를 호전반응, 또는 명현현상이라고 합니다.

실로 중국의 사서삼경중의 하나인 서경에서는 "약을 복용하고 호전반응이 발생하지 않으면 질병이 낫지 않는다."고 말할 만큼 호전반응은 긍정적인 것입니다. 병의 치료 과정에서 자연스레 유발되는 인체의 면역반응, 또는 질병 자체의 치유과정이 진행되면서 자연스럽게 표출되는 반응이라는 것입니다. 나아가 오래전 중국 문헌에는 중국 황제 고종도 "약을 먹을 때 눈이 멀 정도가 아니면 효험이 없다."고 말했다는 내용이 등장합니다.

이처럼 평소 질병을 앓고 있던 몸이 명약이나 좋은 음식을 받아들이며 특이적 반응을 보이는 것은 당연한 일이며, 또한 호전반응이 심할수록 그 약효도 더 탁월해진다고 볼 수 있을 것입니다. 하지만 때로는 질병의 경중이나, 체질, 그 때 당시의 인체바이오리듬에 따라 심한 반응이 올 수 있는데, 고열이나 호흡 곤란 등 생명에 지장을 느낄 정도의 심한 반응이라면 응급조치를 받은 후 다시 시도함이 현명하다.

호전반응은 왜 일어날까?

　인간은 누구나 몸 안에 노폐물을 쌓아놓고 살아갑니다. 자신도 모르는 사이 정신적인 스트레스를 겪고, 다양한 오염 환경에서 많은 음식들을 섭취하기 때문입니다.

　질병을 앓고 나서도 마찬가지입니다. 질병은 다양한 화학적 처치와 피로 등을 동반하는 만큼 기간이 길어질수록 노폐물이 많이 쌓입니다. 또한 장기 내부의 상처뿐만 아니라 외적인 사고 등으로 신체 일부에 크게 상처를 입어도 마찬가지입니다. 비록 외과 치료로 상처는 아물었을지라도 몸은 그 당시의 기억을 갖고 있게 됩니다.

　그러다가 예기치 못한 순간에 해독 과정을 거치면, 이 모든 증상들이 한꺼번에 강도 높게 발생하게 되는데, 이는 섭취하는 식품이나 처치가 평소에 가지고 있던 질병이나 깨어진 신체 균형에 작용하며 해독을 실시하기 때문입니다. 쉽게 말해 녹슨 수도관을 뚫으려면 관을 막고 있는 녹덩어리를 떼어내어야 하는 것처럼, 좋은 성분들이 몸속의 독소와 질병을 몸 밖으로 몰아내려고 몸부림을 치는 것입니다.

때문에 평소 특정 질병을 가지고 있었던 사람은 그 증상이 더 심해지기도 하며, 심지어 어디가 아픈지도 몰랐던 사람이 평소 앓지 않았던 증상을 경험하기도 합니다.

만일 자연치료를 받거나 효소 해독을 할 때 호전반응이 나타난다면 제 효능을 내고 있다는 뜻으로 받아들일 수 있습니다.

호전반응은 몇 번이나 나타날까?

대부분의 사람들은 호전반응을 한 번 정도 경험하는 것으로 그친다. 그러나 종종 같은 증상을 다시 경험하거나 반복적으로 경험하기도 한다. 이는 평상시 장이 안 좋거나, 위가 안 좋은 분, 만성피로에 시달리는 등 병증이 심하거나 만성화된 경우다.

이런 경우는 호전반응이 한 번 나타나고 끝나는 것이 아니라 사실상 계속되고 있음에도 그 강도가 세지거나 약해지기를 반복해서 인식하는 것에 차이가 난다. 따라서 만성질환 환자라면 호전반응을 여러 번 겪는다고 불안해 할 필요는 없다. 다만 강도에 따라 섭취를 조절하는 등 적절한 조치를 취해야 한다.

호전반응은 얼마나 지속되는가?

일반적으로 병의 증세가 가벼운 사람의 경우는 호전반응이 빨리 시작되고 빨리 끝나지만, 증세가 심각한 경우 뒤늦게 나타나 오래 지속될 수 있습니다.

예를 들어 중증인 사람에게 호전반응은 더 고통스럽게 나타나며, 처음에는 가볍게 나타나다가 점점 심해진 다음 차츰 사라지게 됩니다. 또한 사람에 따라, 병의 경중에 따라, 평소 몸 안의 독소량이 얼마나 되는가에 따라 제각각 발현 양상이 다르지만, 호전반응을 겪고 나면 반드시 몸이 가벼워지고 정신이 맑아지는 현상을 느낄 수 있으므로 긍정적으로 받아들여야 합니다.

물론 증상에 다라 견디기가 힘들 수 있는데, 그럴 때는 치료를 잠시 중단하거나 효소 섭취를 멈춘 뒤 증세가 어느 정도 가라앉으면 다시 시작하면 됩니다. 이 패턴을 몇 번 반복하면 호전반응도 점차 사라지고 체험 전과 후를 비교했을 때 상당히 건강해진 것을 느끼게 될 것입니다.

호전반응의 대표적 증상들

대표적인 호전반응으로는 발열이 있습니다. 수많은 연구에 의하면 우리 몸의 온도가 1도 올라가면 면역력이 5~6배 증가한다고 합니다. 호전반응 시 발열이 일어나는 것도 질병을 공격하는 임파구가 증가해 활발해지면서 죽은 세포들과 병의 원인들을 배출하기 때문입니다. 그 외에 폐암의 경우 기침과 가래가 심해지고, 방광암은 혈뇨를 보며, 대장암의 경우 혈변과 설사가 잦아지기는 것도 호전반응의 일종입니다.

▶ 이완반응

움직이는 게 힘들게 느껴질 정도로 노곤하거나 쉽게 졸음이 오는 증상입니다. 대체적으로 오래 질병을 앓아온 만성질환자에게 나타나는 증상으로 호전반응을 겪는 환자들 중의 약 35%가 이 증상을 경험합니다.

이처럼 몸의 활력이 둔해지고 졸음이 쏟아지는 건 질병으로 망가진 장기가 원래 기능을 회복하면서 일시적으로 균형을 잃기 때문입니다. 특히 체지방을 급격히 감소했거나 호르몬 대사 균형이 정상화되는 과정에서 발생하는데 장기의 문제가 해결되면 다시금 원상태로 돌아가는 만큼 크게 걱정할 필요가 없습니다.

▶ **과민반응**

과민반응은 호전반응을 경험하는 환자의 약 18%에서 변비, 설사, 통증, 부종, 발한 등의 급성 형태로 나타납니다. 대부분 빠른 시간에 나타났다가 4~5일 정도면 몸이 좋아지며 원 상태로 복구되는데, 간혹 특정 영양소나 물질에 알레르기를 가진 경우 중세가 반복될 수 있습니다. 만일 견디기 힘들 정도라면 효소의 사용량을 반으로 줄였다가 상태가 좋아지면 다시금 양을 늘려 섭취하는 것이 좋습니다.

▶ **배설반응**

배설반응은 몸 안에 쌓여 있던 노폐물과 독소, 중금속 등이 땀이나 소변, 대변, 피부 등으로 배출되면서 나타나는 증상으로, 가장 눈에 잘 띄며 환자의 10%가 경험합니다. 온몸에 가려움이 찾아들면서 피부에 울긋불긋한 발진이 돋고, 여드름이나 습진이 생기기도 합니다. 특히 평소 변비를 앓았던 사람은 배설 작용이 원활해지면서 변비가 치유되어 갑자기 식욕이 왕성해지기도 합니다.

▶ 회복반응

대체로 고열이나 구토, 손발 저림의 형태로 나타납니다. 혈류 흐름이 원활하지 않았던 부위의 혈류가 왕성해지면서 나타나는 증세입니다. 혈관 벽에 밀착되어 있거나 혈액을 흐르던 혈전이 일시적으로 체내를 순환하게 되면서 나타나는데, 갑자기 나타났다가 3~4일 만에 저절로 사라집니다.

치유시 나타나는 6가지 호전 반응

나른함 피곤함 통증

치유 반응

떨림 어지러움 식은 땀

▶ 그 외의 세부 증상들

명 칭	증 상
발열	갑자기 열이 올라 정상 체온을 넘게 되는 증상으로 백혈구의 활동이 왕성해졌다는 의미입니다.
설사, 구토	체내 이물질을 급속히 제거하기 위한 반응입니다. 위장 기능이 약하거나 예민한 사람, 섬유질을 적게 섭취해왔을 경우는 더욱 속이 더부룩하고 설사가 잦을 수 있습니다.
경련	인체의 특정 부위에 혈액 순환이 원활하지 않을 경우, 피를 순환시키기 위해 일시적으로 나타납니다.
속 더부룩함	음식물 소화와 흡수 과정에서 발생하는 암모니아 가스가 배출되며 발생합니다.
잦은 방귀	심각한 혈액의 산성화 때문에 피로와 졸음을 느꼈던 환자의 경우 장기 기능을 회복하면서 방귀가 잦아질 수 있습니다.
피로, 근육통, 노곤함	몸의 노폐물과 독소를 배출하는 과정에서 유독 가스가 혈액에 녹아들어 뇌, 근육에 통증을 유발할 수 있습니다.
두통	체내에 수분이 부족하거나 위장 기능이 약해 소화가 잘 안 될 때 발생하는 증상입니다. 이때 수분을 충분히 보충하면 장 운동이 활발해지면서 두통을 일으키는 장내의 유독 가스가 줄어듭니다.
변비	체내 수분 대사가 정상화되는 과정에서 일시적으로 수분을 보충하기 위해 나타나는 현상입니다.
부종	체지방이 급격히 감소하거나 호르몬 대사 이상이 회복되면서 호르몬 균형이 이루어지는 과정에서 발생합니다.

10

효소 해독 이후의
균형 로드맵

효소 해독의 두 가지 방법

효소 해독에는 두 가지 방법이 있습니다. 하나는 일반식을 하며 효소를 함께 섭취하는 방법, 나머지 하나는 일반음식을 전혀 먹지 않고 물과 효소로만 식사를 대신하는 효소대체식이 있습니다.

두 가지 모두 각각의 효능이 있으나 단식과 가까운 대체식 과정을 거치면 훨씬 예후가 좋습니다. 다만 이 역시 일종의 단식인 만큼 사전 준비는 물론, 대체식이 끝난 이후의 보식 기간에도 신경을 써야 합니다.

이어지는 장들은 효소 해독을 마친 뒤에도 균형 잡힌 생활을 유지하기 위한 주의점들을 간추린 것입니다. 건강은 한 순간에 만들어지는 것이 아닌 만큼, 해독 후 좋은 습관이 생활로 자리 잡힐 때까지 충분히 주의를 기울일 필요가 있습니다.

효소 함유율이 높은 음식을 섭취하라

해독을 하고 나면 몸 안은 불필요한 찌꺼기가 빠져나가면서 공백이 생깁니다. 이때 어떤 음식을 섭취하는가는 빈 벽에 어떤 벽돌을 새로 쌓는 가와 같습니다. 해독 후 몸이 깨끗해졌더라도 다시 나쁜 식습관으로 돌아가면 살이 다시 찌는 요요현상은 물론 일전의 문제들도 반복될 수밖에 없습니다.

반대로 깨끗해진 세포에 야채와 곡물 등 건강한 음식물을 통해 영양분을 공급하고 신체 밸런스를 맞춰주면 면연력이 강해지고 체질이 개선되어 살이 찌지 않고 질병에 강한 몸을 만들게 됩니다.

수분을 충분히 섭취하라

인체의 60%는 수분으로 이루어져 있습니다. 수분은 체온 조절과 세포 활력은 물론 혈액의 흐름을 좋게 해 독소와 찌꺼기를 방출하는 역할을 합니다. 평소 수분 섭취에 신경 썼더라도 효소 대체식 기간, 나아가 대체식이 끝난 뒤라면 더더욱 수분 섭취에 신경 써야 합니다.

이때 효소를 액체 상태로 음용하는 것도 체내 활력 증가에 도움이 될 뿐더러 효소로 만든 효소 차 역시 몸의 혈류 흐름을 좋게 하여 독소 배출과 부종을 방지하는 데 도움이 됩니다. 개인 1일 섭취량을 본인의 몸무게와 키를 더한 숫자를 100으로 나누면 됩니다.

예) 키160 몸무게 50

$$\frac{16+50}{100} = 2.1 \longrightarrow 2.1\,l$$

가공식품을 배제하라

해독 후 무엇을 먹는가가 중요하다는 것은 앞에서도 말씀드렸습니다. 마찬가지로 평소 가공식품을 먹지 않는 것도 중요하지만, 깨끗하게 비운 몸속에 화학물질이 섞인 가공식품을 밀어 넣는 것은 애써 쌓아올린 새 벽돌을 무너뜨리는 결과를 낳게 됩니다. 가공식품은 해독 이후에는 더더욱 조심해야 합니다.

부족한 영양을 공급하라

　균형 잡힌 영양 공급은 건강의 기본입니다. 효소 대체식과 보식은 훌륭한 영양 비율로 이루어져야 합니다. 특히 해독 이후 내게 부족했던 영양 성분을 보충하는 일은 새로운 몸을 더욱 튼튼히 단련시키는 길이 됩니다. 골고루 음식을 섭취하되 나의 평소 생활습관과 질병 경험에 비추어 필요한 영양소를 적절히 섭취하도록 합시다.

11

효소 섭취로 건강을 되찾은 사람들

효소로 만성질환의 연쇄 고리를 끊다!

성명 : 김영훈

증상 : 비만, 두통, 알레르기, 피부질환

　현대인은 누구나 크고 작은 질환을 안고 살아갑니다. 때문에 그다지 심각하지 않은 질병은 '어차피 누구나 조금씩 아프니까' 무심히 넘겨버리게 되지요. 저 역시 시도 때도 없이 찾아오는 두통과 알레르기, 무좀과 면도 독 같은 피부질환을 안고 살아왔지만 상황이 심각하다고 느낄 새도 없이 바쁜 생활을 해왔지요.

　그러다가 문제가 심각하다고 느끼게 된 첫 번째 이유는 과도하게 늘어난 체중 때문이었습니다. 근골격 중량에 비해 체지방 중량이 심각하다는 과체중 진단을 받은 것입니다. 병원에서 돌아온 날 곧바로 다이어트를 결심했지만, 사실 하루하루 계획을 지켜내기가 보통 어려운 것이 아니더군요.

　그러던 와중 누님이 효소를 권해오셨습니다. 비만은 모든 질병의 근원이니 효소 요법으로 체중 감량부터 시작하라는 것이었습니다. 어떻게 효소 하나 먹는다고 살이 빠지나 싶었지만, 누님의 진지한 권유를 믿고 10일간 효소식을 시행했습니다.

결과는 실망스러웠습니다. 체지방이 고작 100g 줄었다는 이야기에 맥이 쭉 빠졌지요. 누님에게 전화를 걸어서 "누님, 그거 별 소용이 없네요." 했더니 한 달이면 변화가 나타날 테니 우직하게 20일간 더 해보라고 권하셨지요. 생각해보니 고작 10일 만에 몸이 변하리라 믿었던 제 자신이 어리석다는 생각이 들었습니다. 거의 50년 넘게 쌓아온 독이 어떻게 열흘 만에 빠지겠습니까?

마음을 다시 굳게 먹고 20일간 일반식과 효소식을 지속한 결과, 그런데 정말로 놀라운 일이 일어났습니다. 체중이 무려 12kg이 줄고, 체지방은 10kg가 빠졌습니다.

눈으로 보고도 믿기지 않아 병원 검진을 받아보니 내장지방 면적이 100에서 56으로 줄었다는 결과가 나왔습니다. 이는 신체나이가 6년 젊어진 결과로, 허리 사이즈도 36에서 29로 대폭 줄었습니다.

놀라운 것도 놀라운 것이지만, 정말 어떻게 이런 일이 일어났는지 궁금해서 참을 수가 없었습니다. 효소와 건강의 상관관계에 대해 공부하게 된 것도 이 때문이었지요. 그리고 여러 세미나를 통해 저는 효소 단식의 장점은 물론, 효소가 우리 몸을 어떻게 지켜내는지 또한 알게 되었습니다.

효소는 우리 몸을 보호하고 활기찬 대사를 위해 사용되는 물질입니다. 그런데 이런 효소가 과식으로 인해 소화에 대량 투입되거나, 낮과 밤이 바뀐 생활을 지속할 경우 이를 복구하는 데 낭비되게 됩니다. 저 역시 18년간 직업상 밤낮이 뒤바뀐 생활을 해왔고, 이 때문에 몸의 밸런스가 깨질 수밖에 없었습니다. 또한 어린 시절부터 육식은 물론 생선도 먹지 않았으므로 건강에 자신이 있었는데, 즐겨먹던 흰쌀밥과 밀가루 음식도 효소를 낭비하는 원인이라는 것을 알게 되었지요. 나아가 운동도 하지 않으니 체중이 늘고, 과도한 스트레스 역시 내 몸의 효소를 갉아먹는 원인이 되었던 것 같습니다.

그 결과는 역시나 인과응보였지요. 365일 중 300일 정도는 두통약을 복용해야만 했고, 꽃이 피는 계절이나 건조한 가을이 오면 알레르기까지 찾아와 일 년에 두 번은 고통스러운 시간을 보내야 했습니다. 심한 재채기는 물론 눈이 짓무르고, 건조할 때는 피부가 갈라질 정도로 통증이 심했습니다.

게다가 사람을 상대하는 일이다 보니 이틀에 세 번 이상 면도를 해야 하는데 언젠가부터 면도 독이 심하게 올라서 레이저 시술까지 받았지만 별 효과를 보지 못했지요. 또한 구두를 오래 신다 보니 발에 심한 무좀까지 발생했습니다.

정말이지 온몸이 만신창이에 가까웠는데도 이를 무시하고 지냈다고 생각하니 참으로 저 자신이 답답하게 느껴졌습니다. 또한 내 건강 상태를 깨닫고 지금이라도 내 몸을 사랑하며 돌보게 해준 효소에 대해 고마운 마음도 들었습니다.

효소를 섭취하면서 제일 먼저 느낀 건 몸의 세포가 깨끗이 해독됐다는 기분입니다. 이후부터는 마음까지도 깨끗이 청소한 느낌이었지요. 처음에는 그저 체중을 줄이겠다고 섭취했던 효소가 고질적인 증상들까지 해결해주었으니 행복할 수밖에 없지요.

부작용은 딱 하나입니다. 살이 빠지면서 예전에 입었던 옷들의 사이즈가 커져서 옷값이 많이 든다는 것 정도입니다. 사실 이 또한 행복한 비명일 테지요. 효소를 알게 해주신 누님은 물론, 저의 변한 모습에 기뻐하며 효소로 꾸준히 가족들의 건강을 관리하고 있는 제 아내에게도 감사의 마음을 전하고 싶습니다.

고통스러운 네 번째 수술을 피하게 해준 효소

성명 : 오세신

병명 : 심장병, 관절, 척추 협착증, 목 디스크, 저혈압

누구나 병상에 누워 있게 되면 멍하니 천장을 바라보며 여러 생각을 하게 됩니다. 저는 수술대 위에도 여러 번 누워보았고, 병상에서 지낸 시간도 깁니다. 그렇게 꼼짝 못하고 누워 있으면 희망도 절망도 못 느끼는 상태가 돼서는 곰곰이 지난 일을 돌이켜보게 되지요.

저 역시 가장 많이 생각한 것은 어린 시절부터 환갑을 넘은 지금까지의 삶입니다. 돌이켜보면 위험한 일도 많았고, 몸 어딘가가 아프지 않은 날이 없던 시간들이었지요.

저는 다섯 살 때까지는 충청도 산골에서 뛰어놀기 좋아했던 소년이었습니다. 그러던 어느 날 소를 타고 달리다가 떨어져 소의 발에 서너 번이나 밟혀 죽을 고비를 넘겼고, 어느 날은 높은 나무에서 떨어져 다섯 번이나 인분을 먹고 깨어났다고 합니다. 초등학교 때는 기계체조 덤블링을 하다가 떨어져 실신했고, 10대 후반부터 20대 초반까지 합기도에서 복싱

까지 운동이란 운동은 다 섭렵하면서 코뼈까지 부러졌지요. 이렇게 힘이 넘치니 지게질 잘하는 시골 장사라는 말도 들었고, 방앗간에서 3년간 힘겨운 육체노동도 힘든지 모르고 했습니다. 그 와중에 몰던 경운기가 논두렁에 굴러 큰 중상을 입기도 했습니다.

언제 위험이 닥칠 줄 모르는 고단한 날들은 장년이 돼서도 이어졌습니다. 부두에서 하역 작업을 할 당시에는 어깨에 200kg씩 등짐을 지고 다녔고, 20대에는 월남에 파견되어 낙하훈련을 하다가 양다리가 부러져 의무실 신세를 지기도 했습니다.

이 말고도 장항선 열차에서 떨어져 10시간 만에 구조되어 용산 철도병원에 입원하는가 하면, 성수대교 건설 때 덤프트럭과 함께 한강 속으로 떨어지는 대형 사고도 있었습니다. 이렇게 대형 사고들을 겪은 탓에, 실로 교통사고 보험사들은 제 기록을 보고 혀를 내두르곤 하지요. 상해 통계가 총 22회나 나왔으니까요.

지금 생각해보면, 겁이 없었는지 아니면 그렇게 업을 떨치고 가는 것인지 모르겠으나 참으로 위험하고 미련한 삶이었던 것 같습니다. 매번 병실에 누울 때마다 다음에는 조심하리라, 이런 일이 없으리라 다짐했지만 삶은 제 맘 같지 않았습니다.

이제 좀 괜찮아지나 싶었던 것도 잠시, 늦깎이로 공부를 시작해 2005년이 되어서야 92년생들 아이들과 중학교에 입학을 하면서 갑작스러운 변화가 제 삶에 혼란을 주었나 봅니다. 학기 동안 이기기 힘들 정도로 허리에 통증을 달고 다니다가 입학 9개월 후 겨울 방학에는 결국 연세대 세브란스 병원에서 척추 수술을 받아야 했습니다. 그것도 모자라 2년 후 겨울방학에 또 다시 척추인대 골화증으로 척추 수술을 받았고, 배제고등학교에 입학한 이후에도 또 다시 겨울방학에 3차 수술을 받아야 했지요.

게다가 온몸이 만신창이와 다름이 없어 심장병은 물론 관절의 통증에 저혈압, 무좀, 온몸에는 콩알만 한 수포부터 계란만 한 수포까지 달고 지냈습니다.

그 와중 드디어 4차 수술 날짜를 받고 나니 눈앞이 아득했습니다. 수술 부위는 허리와 관절이었습니다. 정말로 무슨 죄를 지었기에 이토록 고통스러워야 하는지 깊은 회의마저 들 정도였습니다. 그간 목발에 의지하며 일 년 이상을 지내며 조심했는데도 조금도 호전되지 않고 결국 네 번이나 수술대에 올라야 한다니 그야말로 끔찍했습니다. 게다가 지난 세 번의 수술 또한 25시간 이상이 걸리는 대수술이었기에 자신감마저 사라진 상황이었습니다.

그렇게 수술 시일이 며칠 뒤로 다가온 2010년 8월 13일이었습니다. 무언가에 홀린 것처럼 지인의 권유로 건강세미나에 초대되었습니다. 다름 아닌 효소 관련 세미나였지요. 정말로 지푸라기라도 잡아보자는 심정이었습니다.

그날 세미나에서는 집중이 되지 않아 좀 멍했지만 열심히 귀 기울여 들었고, 세미나장에서 효소 티를 받아서 마셨습니다.

그런데 신기했습니다. 강의가 끝날 때까지 무려 몇 시간이 걸렸는데 평소라면 보건실이나 병실에 있어야 할 제가 이날은 몸이 무겁지 않다는 느낌이었습니다. 물론 오기 전에 연골 주사와 안정 주사를 맞아두기는 했으나 이 시간쯤이면 통증이 와야 하는데 의아한 생각이 들었지요. 게다가 일정이 끝나서 팀 별로 장터에 가서 간식으로 묵을 먹고 숙소로 돌아오는데 제가 큰 이상 없이 일행들과 함께 걸어오고 있는 게 아니겠습니까?

돌이켜보니 화장실에 오가는 게 힘겹기는 했으나 효소 차를 많이 마시면서 몸을 움직이고 시원하게 소변을 여러 번 본 것이 생각났습니다. 그래도 설마 하며 그날 밤 잠을 청하고 다음 날 깨어났을 때, 정말로 놀라지 않을 수 없었습니다. 그야말로 밤중에 한 번도 깨지 않고 단잠을 잔 것입니다. 불과 하루 전만 해도 통증으로 서너 번은 잠을 깨었어야 하는데 정말 믿기지 않았습니다.

그날 이후 저는 고등학교 3학년을 맞아 수능 준비를 해야 한다는 결심조차도 버린 채 효소 세미나를 여러 번 듣고 효소 요법을 스스로 해보기로 마음먹었습니다. 중요한 건 효소 섭취에 요구되는 섭취 일정을 한 치 어긋남 없이 지키는 것이라 믿었습니다.

해서 효소섭취의 중요성을 깨닫고 효소 대체식으로 10일에서 15일까지 여러 번 몸 안의 독소를 빼내는 대체식을 하고, 부족한 효소를 채워주는 채우기를 번갈아 하는 것입니다. 그렇게 효소 체험을 마친 몇 달 후 다시 겨울방학을 맞이해 영동 세브란스 척추 신경외과를 찾았습니다. 이곳은 바로 제가 세 번이나 척추를 수술한 곳입니다.

제 수술을 집도하신 박사님께서는 검사를 마치시더니 놀라는 눈으로 물으셨습니다.

"아니, 그간 수술 날짜에 대한 확답도 안 주시고 전화도 안 받으시더니 어떻게 되신 겁니까? 필름 상에는 아무 이상이 없다고 나왔어요."

그리고는 5개월 전에 찍었던 필름과 지금 필름을 대조하며 믿기지 않는다며 그간의 이야기를 듣고 싶어 하셨습니다. 실로 세 번째 수술 때 저는 죽을 고비를 넘겼습니다. 두 번 수술을 마쳤는데 이후 심장 상태가 좋지 않아 맥박은 35, 혈압도 35인 상태에서 세 번째 수술을 하기가 참으로 어려웠기 때문입니다. 그럼에도 척추 11번부터 24번까지 통증이나 증상이 오면 시차를 놓치지 않고 네 번째 수술을 해야 한다고 신신당부를 하셨던 게 불과 5개월 전이었습니다. 당시 박사님께서는 이런 말씀까지 덧붙이셨습니다.

"이 시기를 놓치면 평생 소변을 호스로 빼내야 하는 상황이 벌어질 수도 있습니다."

그리고 지금 제 삶은 그때부터 너무 많이 달라져 있습니다. 효소 섭취를 하기 전에는 그야말로 병색이 완연했을 뿐만 아니라 심장병, 관절과 척추의 협착증, 목 디스크, 빈혈, 저혈압, 시력 저하, 전립선 문제, 얼굴 떨림과 손발저림 한 군데도 성한 데가 없었습니다. 머리카락도 없었고, 우유와 상추는 먹는 즉시 설사로 배설이 될 정도로 소화 기능도 극도로 떨어져 있었습니다.

그러던 제가 2010년 8월 13일부터 1년 1개월 이상 효소 섭취를 한 결과 더 이상의 고통은 사라졌습니다. 아직도 하체는 증세가 남아 걸음걸이가 조금 불편하지만, 최고 96kg까지 나가던 몸무게가 현재는 62~67kg를 유지하고 있고, 62세 나이에 신체 나이는 51세라는 믿을 수 없는 진단을 받았습니다.

Before   After

물론 효소 섭취를 하면서 어려움도 있었습니다. 호전반응이 찾아와

1,2차 섭취 때는 온몸이 틀어져 비상 사태까지 왔고, 온몸에서 전류가 흐르는 것처럼 아팠고, 배와 양 옆구리에는 포도알 만한 물집이 십여 개씩 매일 터졌습니다. 하지만 그 흉은 얼마 뒤 깨끗이 사라졌고 이제 우유와 상추를 먹어도 아무 이상이 없습니다.

또한 효소 섭취 1년 후 얼굴이 매맞은 것처럼 벌겋게 붓고 양 귀 위쪽에 심한 통증이 오는 바람에 운신조차 못한 적이 있긴 했지만, 일주일이 지나자 언제 그랬냐는 듯 사라졌습니다.

이제 이발소를 가면 항상 기분이 좋습니다. 제 단골 이발사께서는 "예전에는 가위가 필요 없었는데 이제는 손에 머리카락이 잡힙니다." 하고 함께 기뻐해주십니다.

이제 효소는 제 평생의 양식인 밥보다도 귀한 음식입니다. 또한 효소 건강 전도사로서 건강을 잃은 분들에게 희망을 전하고, 반드시 그분들이 병을 치유하도록 도울 것입니다. 저에게 효소의 힘을 알려주신 모든 분들에게 감사를 전하며 앞으로도 건강한 삶을 이어갈 것을 결심해봅니다.

해독 후에 새로 태어난 몸으로 살아가다

성명 : 윤명삼

증상 : 체중 110kg, 혈압 160의 과체중

제가 효소를 접하게 된 건 어디까지나 체중 감량 때문이었습니다. 다이어트가 목적이었으므로 효소의 대단함을 알 틈도 없이 섭취하게 된 것이지요. 그런데 그것이 제 건강 자체를 바꿔놓았으니 확실히 저는 운이 좋은 사람입니다.

처음 체성분 검사를 하고 난 뒤, 사실 크게 놀라지 않았습니다. 예상한 결과가 나왔기 때문입니다. 당시 저는 키는 180cm라 비교적 장신이고 몸무게 또한 109.6kg에 이르렀습니다. 허리는 40인치였지요. 따라서 내장지방 레벨 15, 내장지방 면적 145, 내장 지방 무게 6.4kg, 피하 지방 무게 30.2kg라는 수치도 아주 놀랄 정도는 아니었습니다.

우선 차분한 마음으로 몸 안에 나쁜 것들이 많은 상황이니 그것부터 빼자는 심정으로 다이어트에 돌입했습니다. 그래서 해독방법으로 '효소대체식'을 시작했지요. 그때까지만 해도 식욕을 조절하는 것보다 어려운 복병이 도사리고 있다는 것을 몰랐습니다. 바로 호전반응이었습니다.

아직 나이가 어리니 호전반응이 심하게 나타나지는 않을 것이라고 들었던 것과 달리 효소 섭취 첫날부터 줄줄이 통증이 드러났습니다. 가장 먼저 양 무릎과 발목 관절이 저려오면서 아프기 시작했습니다. 그 때문에 3일을 고생했는데 아무래도 과도한 체중 때문에 다리와 발목이 그동안 무리를 많이 했었나 봅니다.

다행히도 3일 후 통증이 가시긴 했는데, 6일쯤 지난 시점에는 갑자기 허리에 통증이 오기 시작했습니다. 사실 허리 통증은 예상치 못한 것이라 놀랐지만, 돌이켜보니 초등학교 시절부터 씨름 선수 생활을 한 것이 문제가 아닐까 싶었습니다. 어렸을 때도 저는 소아비만으로 중학교 시절까지 무려 6년이나 씨름을 했습니다. 씨름 기술을 배우다 보니 저보다 무게가 많이 나가는 친구를 번쩍 드는 기술을 상시적으로 썼지요. 그 결과 고등학교 2학년 때는 가볍긴 하지만 디스크 진단을 받기도 했습니다.

그 기억을 떠올리며 근 며칠간 심한 허리 통증을 앓았습니다. 반듯이 눕기조차 어려워서 앉아서 자거나 엎드려 잤는데, 놀랍게도 3일 후 잠에서 깨어보니 언제 그랬냐는 듯이 누워서 자고 있는 게 아니겠습니까? 이 때야 비로소 저는 그간 반신반의했던 효소의 신비함을 확신하게 되었습니다.

그러다가 효소를 섭취한 지 19일쯤 되던 날이었습니다. 검은색 물질이 다량 섞인 소변을 세 번 정도 보고는 더럭 겁이 났습니다. 효소 섭취가 저에게 맞지 않는 건 아닐까 걱정도 되었고요. 그래서 곧바로 병원에 가보니 의사 선생님께서 전립선 염증이 있었는데 지금은 치료되는 중이라고 말씀하시기에 놀라지 않을 수가 없었습니다. 사실 저는 전립선에 문제가 있는 줄도 몰랐는데 말입니다.

이뿐만이 아닙니다. 이 무렵 저는 OBS라는 방송국에서 개그맨 생활을 했습니다. 방송 준비로 매일 스트레스를 받아서인지 오른쪽 가마 옆에 원형탈모까지 발생했고요. 게다가 갓난아이 숨구멍처럼 이 부분 뼈를 손가락으로 누르면 반 마디나 들어가서 다들 놀라곤 했습니다. 그러나 효소 섭취 21일쯤 되어 샤워를 할 때 머리를 만져보니 뼈가 단단히 굳어져 있고 원형탈모 부근에는 탈모 흔적을 찾기 어려울 만큼 머리카락이 많이 나 있었습니다.

그러나 무엇보다도 놀라운 건 변이었습니다. 효소를 섭취한 이후 23일이 지났을 때 시원하게 변을 보았는데, 변 주변에 무언가 뱀 허물 같은 투명막이 떠 있었습니다. 이른바 기름 변이었습니다. 이후 얼마 안 가 배가 많이 들어갔다는 느낌이 들더군요.

나아가 오랜 자취 생활로 얻게 된 주부습진으로 손끝이 갈라져 따갑고 발열이 심했는데 효소 체험 후 한동안 심해졌다가 며칠 뒤 언제 그랬냐는 듯 손이 매끈해진 것도 놀라웠습니다. 또한 과체중으로 여름에 땀을 많이 흘려 사타구니나 겨드랑이에 돋았던 붉은 피부 트러블도 사라졌습니다.

Before

After

사실 젊은 나이에 건강하다고 자부한 저마저도 여러 호전반응이 나타나고, 그 결과 많은 부분이 개선되니 놀라기도 하고 기쁘기도 합니다. 효소 체험 뒤 현재 저의 수치는 다음과 같습니다. 체중은 약 75kg, 허리는 30인치, 내장지방 레벨은 6, 면적은 72, 내장지방 무게 1.2kg, 피하지방 중량 10.2kg. 다시 한 번 효소가 제 몸에 미치는 영향에 감사하고 감탄하고 있습니다.

약 없이 효소로 고혈압을 고치다

성명 : 이국현

증상 : 고혈압

고혈압은 흔하지만 치유가 어려운 병으로 알려져 있습니다. 그리고 2005년 저에게도 고혈압이라는 골칫병이 찾아들었지요.

당시 저는 한동안 머리가 아프고 뒷목이 당기고 이유 없이 몸이 아프고 피로한 증상에 시달렸습니다. 딱히 약을 먹으려 해도 정확한 병명이 떠오르지 않으니 방법이 없었지요. 그래서 일단은 아내가 주변에 있는 지인들에게 증상을 말하며 물어보니, 다들 고혈압이 아니냐며 병원에 가볼 것을 권유했습니다.

역시 병원에서 이런 저런 검사를 받아본 결과, 고혈압 판정이 떨어졌습니다. 수치가 160/110 정도라며 혈압 약을 처방해주더군요. 게다가 흔히 고혈압에 따라오는 고지혈증 판정까지도 함께 받은 터라 눈앞이 막막하기만 했습니다.

잘 알다시피 고지혈증이란 혈액 중에 지방 성분이 다량 녹아들어 혈액이 탁해지는 증상입니다. 때문에 혈액 속에 있는 지방을 용해시키는 약까지 처방받아 복용하기 시작했지만, 야속하게도 한 번 올라간 혈압은 내려갈 생각이 없었습니다. 참으로 원망스럽게도, 약이 속수무책이니 의사는 약 개수를 늘리는 처방을 해주는 것이 다였지요.

결국 약 쇼핑만 한다는 기분에 이 병원에서 저 병원으로 옮겨 다니던 2011년 12월 29일, 새로운 전환점이 다가왔습니다. 오래된 지인의 권유로 효소를 섭취하게 된 것입니다.

Before   After

지인도 평소 고혈압 때문에 오랫동안 고생했던 만큼 자신은 어떻게 병을 다스렸는지 차분히 설명해주면서 효소를 권하기에 굳은 믿음이 생겼습니다. 그리고 약 2주 뒤인 2012년 1월 11일 108.6kg였던 제 몸무게는 8.6kg가 빠져 100kg이 되었습니다. 그리고 2012년 1월 31일이 되자 7.2kg가 더 빠졌습니다. 고혈압과 고지혈증이란 결국 과체중이 큰 원인인 만큼 체중 감량과 동시에 혈압과 콜레스테롤 수치가 내려간 것은 굳이 말할 필요가 없을 것입니다. 모든 것이 저에게는 놀라운 일이었습니다.

지금 저는 오랫동안 해오던 설비 일을 지속하고 있는 중입니다. 그 와중 얼마 전 큰 사고를 한번 겪었습니다. 물류 센터 해빙 작업 도중에 화재가 발생한 것입니다. 정말 위험한 순간이었지만, 다행히도 큰일을 겪지 않고 위험에서 빠져나올 수 있었습니다. 몸을 크게 다치지 않은 것도 다행이지만 가끔 저는 제 가족들에게 이렇게 말합니다.

"만일 내가 예전의 혈압 상태였다면 분명히 쓰러져 병원 응급실로 실려 갈 상황이었어."

그 사고로 잠시간 건강에 적신호가 켜졌던 게 사실이지만, 당시 몸무게와 혈압도 다소나마 좋아졌으니 극복할 수 있다는 마음의 여유가 있었고 생각대로 깨끗이 회복되었습니다.

그리고 최근인 2012년 2월 11일, 저는 드디어 92.2kg가 되면서 약 18kg을 감량했습니다. 사람들도 이제 알아보는지 다들 건강하고 날씬해 보인다고 칭찬합니다. 그 말을 들을 때마다 더 힘이 나고, 앞으로도 더 열심히 체중 조절을 해보겠다는 기운이 솟아납니다.

나이보다 10년 젊게 살아가는 효소 건강 인생

성명 : 이근택

증상 : 지방간 및 만성피로

저는 평소 잔병치레도 없어서, 몸만큼은 건강하다는 자부심으로 살아왔습니다. 그랬던 제가 60대에 접어들면서 큰 변화를 겪었습니다.

가장 먼저 나타난 증상은 극심한 피로감입니다. 항상 피로하니 매사에 의욕을 상실하기 시작했지요. 특히 크리스찬으로서 항상 하던 새벽기도를 위해 일찍 일어나는 것마저 부담스러워지자 이거 큰일났다는 생각이 들었습니다.

결국 저는 병원을 찾아 검진을 받아보기로 했고, 그 결과 지방간이라는 진단을 받았습니다. 처음에는 약만 좀 먹으면 괜찮아지겠지 생각했으나 오랫동안 약을 복용하였음에도 피로감은 여전했고 지방간도 크게 호전되지 않았습니다.

그 무렵이었던 2009년 말경, 한 지인으로부터 효소에 대한 정보를 알게 되었습니다. 지인으로부터 효소의 좋은 점에 대해 여러 번 전해 듣긴 했으나, 병은 병원에서 치료해야 한다는 것을 굳게 믿고 있던 저로서는 효소로 질병을 치료할 수 있다는 사실이 쉽게 이해되지 않았지요.

그러나 지인의 끈질긴 권유에 못 이기는 척 효소 건강 세미나에 참여했다가 생각을 바꾸게 되었습니다.

이후 효소가 우리 몸에 흡수되어 어떤 작용을 하고 우리 몸을 어떻게 건강하게 만드는지를 자세히 알아본 후 섭취 여부를 판단하라는 얘기에 세 번째로 다시 세미나에 참석하게 되었지요.

그 세 번의 세미나에서 무엇보다도 인상적이었던 것은 효소 섭취를 통해 건강을 찾은 수많은 사람들의 체험사례였습니다. 첫 번째 참석한 세미나에서는 반신반의 했으나, 두 번째 참석한 세미나에서 효소 영양 대체식으로 비만 환자들이 1~2개월의 짧은 기간 내에 10~20kg의 체중을 감량하고 각종 생활 습관병, 고혈압, 당뇨, 고지혈, 지방간, 관절염 등을 치유한 사례를 듣고 고정관념을 버리고, 효소 영양 대체식으로 몸을 해독하면 면역력과 자연치유력이 강해져 모든 대사 증후군 질병이 사라지고 건강해진다는 원리를 이해하게 되었습니다.

이후 저는 즉시 효소를 섭취 체험하기로 마음먹고 섭취용 효소 제공을 부탁했습니다. 그런데 정보를 제공한 지인은 섭취 전에 꼭 한 가지 해야 할 것이 있다고 말했습니다. 바로 체성분 검사였습니다.

이유를 물으니 중요한 건 체중감량뿐만 아니라 체내에 쌓인 과도한 독소 및 체지방을 제거하는 것이라고 했습니다. 그래서 섭취 전에 체성분 검사를 하면 우리 몸의 좋은 구성과 나쁜 구성을 그래프와 수치로 분석할 수 있을뿐더러, 이를 통해 섭취 후 건강해지는 과정을 알 수 있다는 것입니다. 그 말에 저는 다시 한 번 효소에 대해 신뢰감을 가질 수 있었습니다. 그로부터 얼마 뒤인 2009.12.7 체성분 검사 결과가 나왔습니다. 체중 67.1kg에 체지방 16kg으로 확실히 좋은 상황은 아니었습니다. 체성분 결과표를 받아들고 곧바로 10일간 효소 영양 대체식 프로그램을 신청한 뒤 철저하게 따랐습니다.

그 결과 2009.12.21일 체성분 검사 결과에서는 체중 63.7kg 체지방 12.6kg이라는 수치가 나왔습니다. 감량한 3.4kg이 모두 체지방에서 빠져나간 것으로 이는 쉽게 말해 붉은 벽돌 세 개 반만큼의 무게입니다. 이 사실이 놀라워 "아니 겨우 10일 만에 이렇게 내 몸을 건강하게 만들어 놓다니!" 절로 탄성이 나오지 않을 수 없었습니다. 게다가 달라진 건 체중만이 아닙니다. 그간 아침에 일어나기가 천근만근이던 몸이 깃털처럼 가벼워지면서 새벽기도 생활과 일상에도 활력이 돌아왔습니다. 나아가 체지방이 문제의 원인인 지방간은 말할 것도 없이 깨끗하게 해결되었습니다.

이후 실시한 또 한 번의 검사 역시 저를 기쁘게 했습니다. 신체나이를 분석해본 결과 66세인 제 신체 연령이 6세나 낮은 60세라고 했습니다. 이 같은 결과가 나온 것도 당연할지 모릅니다. 우리 몸속에 들어간 효소는 소화 흡수, 분해배출, 항염·항균, 혈액 정화, 세포부활, 해독·살균을 통해 체내에 쌓인 과도한 체지방과 노폐물 및 독소를 제거하고 피를 맑게 하여 면역력과 자연치유력을 높이기 때문입니다.

유대 민족들이 5천 년간 지켜온 생활규범 탈무드에는 '돈을 잃는 것은 적게 잃는 것이요. 명예를 잃는 것은 많이 잃는 것이며 건강을 잃는 것은 모든 것을 잃는 것이다.' 라는 경구가 나옵니다. 이처럼 건강의 중요성은 아무리 강조해도 지나침이 없듯, 효소의 중요성 또한 아무리 강조해도 지나침이 없습니다. 효소를 알지 못하여 고생하는 수많은 분들, 지금까지의 고정관념을 깨고 효소를 만나보십시오. 분명히 효소를 통해 건강을 찾고 활력 있는 삶을 살게 될 것이라고 강하게 확신하는 바입니다.

Before   After

예전의 나는 종합병원! 지금은 효소 전도사!

성명 : 강명자

증상 : 고혈압, 위장염증, 다리부종, 변비, 요실금

지금도 저는 "효소 건강법을 알게 된 것은 내 인생의 큰 선물"이라고 말합니다. 누구는 효과를 보고 누구는 효과를 보지 못했다고 말하겠지만, 제게 있어 효소는 가장 훌륭한 주치의였기 때문입니다.

실로 저는 불과 한 달 만에 효소 건강법으로 엄청난 효과를 본 사람 중에 하나입니다. 그러니 자칭해 효소 전도사가 될 수밖에요. 제 병세의 진전은 체성분 분석 결과 수치가 명확하게 보여주고 있습니다.

구 분	2012.3.1. 체성분 분석 결과	2012.3.30. 체성분 분석결과
체 중	72.9kg (고도비만)	65.2kg(7.7kg 감량)
신체연령	71세	69세
체지방량	26.1kg	21.5kg (4.6kg 감량)
심부담도	11232	8316
혈압	156~88	126-66
부종	왼다리 3.364, 오른다리 3.365	왼다리 0.335 오른다리 0.335

저는 효소를 체험하기 전에는 말 그대로 종합병원이라고 불려도 할 말이 없을 정도로 다양한 증상을 앓았습니다. 우리 아이들도 툭 하면 "엄마는 종합병원"이라고 속상해 할 정도였지요.

다리의 부종이 너무 심해 복숭아 뼈가 안보일 정도였고 누르면 밀가루 반죽처럼 쑥 들어가서 나오질 않았습니다. 게다가 오른쪽 다리 무릎 연골에는 금이 가서 한달 만에 기브스를 풀고 1년 동안 물리치료를 다녔음에도 여전히 치료되지 않은 상태였습니다.

그러나 효소 섭취를 시작한 이후 제 몸은 눈에 띄게 달라졌습니다. 다리의 심했던 부종이 5일 만에 서서히 빠지기 시작하더니, 10일이 되자 완전히 빠진 것입니다.

정말이지 믿기지 않을 정도였습니다. 또한 물리치료 때마다 욱신대던 다리가 효소 섭취 3일 뒤 무렵 경련하듯이 부르르 떨리고 심한 가려움을 동반하더니 통증이 잠잠해지는 게 아니겠습니까?

불과 일주일도 안 돼 병세가 호전되는 것을 보고 저는 더 굳은 믿음으로 효소를 꾸준히 섭취했습니다.

특히 효소로 해독 시에는 고혈압 약을 복용하지 말아야 한다는 말에 약을 끊으면서도 조금 불안했는데, 놀랍게도 혈압이 156에서 126으로 정상으로 회복되었습니다. 또한 변비도 놀랄 만큼 좋은 효과를 보았습니다.

효소 섭취 이후 하루 서너 번이나 묽거나 색이 짙은 변을 보았다가 드디어 5일 만에 황금 변을 본 것입니다. 하지만 몸 안에 쌓였던 나쁜 물질이 많았는지 배변량은 한동안 줄지 않았습니다.

나아가 명치끝을 쿡쿡 찌르고 더부룩함을 동반한 위염은 물론, 하품이 일단 나오기 시작하면 민망할 정도로 계속 하품을 하게 되는 증세도 사라졌습니다.

하지만 이 모든 것과 동시에 가장 편안해진 것은 요실금입니다. 저는 6개월 전 오래된 요실금 증세 때문에 수술을 받았습니다. 하지만 수술 뒤 1개월 정도만 괜찮았을 뿐 다시 재발하자 불안한 상태였습니다. 외출할 때면 실수하는 게 싫어서 평소 물 한 컵도 잘 안 마시곤 했지요.

마찬가지로 효소로 만든 차도 열심히 마시고 싶었지만 마시면 소변이 마려우니 안 마시게 되더군요. 그 와중 이 사실을 알게 된 지인께서는 그럴수록 많이 마시라고 권해주셨습니다. 효소 차를 많이 마시면 흡수된 효소와 물이 신장 기능에 도움을 주어 신방광이 건강해진다는 것입니다. 그 말에 불편을 감수하고 열심히 차를 마셨는데, 그 말이 틀림없었나 봅니다. 다리 부종이 빠진 것은 물론 요실금도 현재 많이 나아지고 있는 중입니다.

이외에도 작은 증상들이 적지 않게 개선되었지만 무엇보다도 행복한 것이 또 있습니다. 바로 7.7kg 감량으로 얻은 몸의 자유입니다. 일단 몸이 가벼우니 발걸음도 즐겁고, 덕분에 하지 않던 운동도 하고 있습니다. 뿐만 아니라 살이 찌고 몸이 부어 있을 때는 지퍼도 채우지 못하던 옷이 헐렁해져서 88사이즈에서 66사이즈로 예쁜 옷을 사 입을 수 있게 되었습니다. 효소가 안겨준 이 수많은 행복들에 감사하는 마음으로, 내 몸을 더욱 사랑하고 신경 써야겠다는 다짐을 또 한 번 해봅니다.

노환마저 멈추게 하는 생명 에너지, 효소의 기적

성명 : 김동례

증상 : 녹내장, 영양실조, 상시적인 약 복용

여러분은 〈심청전〉을 기억하시는지요. 최근 저는 엉뚱한 생각을 하나 하게 되었습니다. 만일 심청이의 시대에도 효소 영양 대체식이 있었더라면 심 봉사도 눈을 뜰 수 있지 않았을까 하고 말입니다. 아흔이 다 되어가는 저의 어머니께서 효소 대체식 덕분에 딸의 얼굴을 보게 되셨기 때문입니다.

얼마 전부터 어머니는 심한 녹내장을 앓으셨습니다. 어쩔 수 없는 노환이라 생각하면서도 가슴 아픈 것은 이루 말할 수 없더군요.

어머니가 보고 싶어 친정집에 들어가 "엄마" 하고 부르면 눈 어둡고 귀 어두운 어머니는 딸을 알아보지 못하고 "누구유?" 하시곤 했습니다. 그제야 제가 "엄마, 큰딸 왔어요." 하면 어머니께서는 큰 한숨을 쉬시며 "이렇게 더 살아서 무엇 하느냐."고 말씀하셨습니다.

실로 어머니는 시력을 잃고 나서 원기가 급격하게 떨어지셨습니다. 전국에서 유명한 안과는 다 찾아가서 기적을 바라는 마음으로 세 번이나 수술을 했지만 결국 녹내장을 회복하기는 어려웠습니다. 결국 한쪽 눈의 시력은 완전히 잃었고, 나머지 한쪽 눈마저 뿌연 안개로 가린 것처럼 보여 사물을 분간하기가 어려울 정도였지요.

그 와중 인연이 닿았는지 가까운 지인으로부터 효소 이야기를 전해 듣게 되었습니다. 고령으로 인한 노환이라도 효소단식을 하면 좋은 예후를 볼 수 있다는 내용이었습니다. 하지만 이미 88세를 넘어선 고령에 잘 드시지도 않아 반 영양실조 상태이신 어머니에게 효소단식은 무리일 것 같았습니다.

그러나 이상하게도 '그래도 해보자.' 는 마음을 놓기 싫은 이유가 있었습니다. 어머니께서 평소 버릇처럼 말씀하신 "한번만이라도 눈을 떠 봤으면 원이 없겠다."는 말이 머릿속을 맴돌았기 때문입니다. 결국 저는 어머니를 설득해서 효소단식을 시작하기로 결정했습니다. 하지만 불안한 건 여전했습니다. 효소단식 전의 어머니는 식사도 운동도 제대로 못하신 상태라 온몸이 마른 나뭇가지, 즉 살아있으나 거의 죽은 목숨이나 다름없었습니다. 효소단식을 시작하던 날, 저는 어머니에게 이렇게 말했습니다.

"어머니, 마음 굳게 드셨지요? 큰딸 믿으시지요?"

어머니는 말없이 고개를 끄덕이셨습니다. 그렇게 강한 의지를 갖고 시작한 효소단식 체험은 그러나 놀랍게도 20일 동안 완전하게 이어질 수 있었습니다. 이는 어머니의 의지 때문이기도 했지만, 날마다 벌어지는 신기한 일 때문이기도 했습니다.

한 예로 그간 깡마른 어머니를 소변보도록 모시는 것도 어려운 일이었는데, 놀랍게도 그 나뭇가지 같던 어머니가 대변을 자주 보기 시작했습니다. 결국 감당이 안 되어 기저귀를 채울 수밖에 없었지만, 오히려 반가운 소식이었습니다. 펼쳐보면 머드팩을 떠올리게 하는 그 검은 숙변이 대체 어디에서 나오는지 놀라웠습니다. 분명히 호전반응이라는 확신이 들었지요. 뿐만 아니라 평생 관절염과 위장병을 앓으시며 온갖 약을 드셨던 차라 어머니는 어느 순간부터 미각을 잃으셨습니다. 맛을 잘 못 느끼는 혀 때문에 가끔 끓이시는 국도 간이 전혀 맞지 않아 식탁 중앙에는 항상 간장이 준비 되어 있었지요. 그런데 그 갈라진 혓바닥과 입술이 효소 영양 대체식을 10일 섭취한 뒤부터는 차차 윤기가 돌고, 어머니도 음식을 찾게 되셨습니다. 나아가 검버섯이 새까맣던 피부도 각질이 벗겨졌는지 매끈해지기 시작했습니다. 실로 놀라운 변화였기에 숨을 죽이고 그 모습을 하나하나 놓치지 않고 지켜보았습니다. 그러던 어느 날이었습니다. 어머니가 문득 이렇게 물으셨습니다.

"오늘 옷 색깔이 예쁘구나."

그 말에 저는 화들짝 놀라서 뒤를 돌아보았습니다. 사물은 물론 색조차도 구분 못 하시던 어머니가 옷 색깔을 언급하시다니요. 게다가 화분에 둔 꽃을 보시고는 꽃 이름을 다시 물으시는 걸 보고는 왈칵 눈물을 쏟지 않을 수 없었습니다.

이후 어머니는 아예 거동을 포기하셨던 마음을 다시 돌려 몸을 움직이기 시작하셨습니다. 그간 눈이 보이지 않으니 사방 천지가 다 장애물이었는데, 이제 운동을 하신다고 발을 크게 들어 바닥의 물건들을 피해 다니기 시작하신 겁니다. 그 광경을 볼 때의 감격은 그야말로 이루 말할 수 없었습니다. 이후 단식 20일이 지나 보식에 들어가서부터는 평생 제대로 느끼지 못했던 음식 맛을 느끼고는 행복해 하셨습니다. 말 그대로 기적 중에 기적이었습니다.

2010년 2월 효소 체험을 끝내신 어머니는 지금까지도 나날을 충만하게 살아가고 계십니다. 방 안 가득 꽃무늬 벽지를 보고는 "내가 꽃방석에 앉아서 살아." 하며 기뻐하십니다. 이제 창밖을 내다보고 햇살을 즐기실 수 있게 되신 내 어머니….

올해 어버이날에도 친정에 갔더니 어머니는 정신 말짱하게 옛 이야기를 하시며 이렇게 말씀하셨습니다. "이제 죽어도 여한이 없겠다. 행복하구나."

그 말에 효소 더 드시라고 답하는 저에게, 어머니는 "너무 오래 살아서 안 되겠다."며 웃으셨습니다. 어머니! 너무 많이 사랑하고, 효소와 함께 건강하게 오래 사시라는 말씀 전해드리고 싶습니다!

몸을 완벽하게 재생하는 효소 요법으로 건강을 찾다

성명 : 김영원

증상 : 목, 허리 추간판 탈출증, 근막통, 고지혈, 부종

　어떤 이들은 평생 한 번도 다치지 않고 산다는데, 저는 험난한 사고들을 여러 번 당하며 살아왔습니다.

　초등학교 때, 브레이크가 고장 난 자전거를 타고 내리막길을 달리다가 다리에서 떨어진 적이 있었습니다. 이 사고로 두개골에 한 뼘이나 금이 가서 내출혈이 발생하면서 급히 우석대학 병원에서 입원했다가 겨우 살아났고, 그 후유증으로 중학생이 되고 나서도 방과 후에 집에 돌아오면 피로와 두통을 호소하며 잠에 곯아떨어지곤 했지요. 그때는 깊이 생각해 보지 않았는데, 이처럼 큰 사고를 당하고 나면 온몸의 혈류에 장애가 생기고 몸이 틀어진다고 하더군요.

　그런데 불의의 사고는 여기서 멈추지 않았습니다. 생활인이 되어 직업을 갖고 생활하던 와중에도 무려 네 번이나 교통사고를 당했습니다. 특히 2000년에는 큰 사고로 심하게 다쳤는데, 당시 가슴 뼈, 갈비뼈 인대가

부러지고 목과 허리를 크게 다쳤습니다.

어릴 때 사고의 후유증도 평생 갈 것인데 새로운 사고 후유증마저 겹치니 그야말로 엎친 데 덮친 격이었습니다.

하지만 그중에서도 가장 힘든 것은 극심한 무기력증과 뻣뻣한 몸이었습니다. 항상 몸이 무거워서 일을 하다가도 한숨 쉬는 일이 많아 매일 주변 동료들이 "어디 아파?" 걱정을 할 정도였으니까요. 게다가 아침에 일어나면 몸이 밤새 얻어맞은 것처럼 굳어 있는 것을 느끼곤 했습니다. 부종도 심해서 손이 많이 부어 있고 발바닥도 크게 부어올라 땅에 대기 싫을 정도로 아팠지요.

병이 병을 불러온다고, 걷는 것도 불편하여 운동 또한 할 수 없으니 체중은 늘대로 늘었습니다. 말 그대로 몸 어디 한 군데 성한 구석이 없었다고 해도 과언이 아닐 정도였지요.

그러나 효소를 만난 이후 3개월, 눈에 띄는 변화가 시작되었습니다. 그렇게 애써도 잘 빠지지 않던 체중이 66.4kg에서 58kg으로 약 8.4kg이나 줄어든 것입니다. 몸이 가벼워지니 몸의 혈류가 시원해진 덕일까요?

몸이 좀 가벼워진 것 같다는 느낌을 가지는 동시에 거의 10년간이나 저를 괴롭히던 부종이 서서히 가라앉기 시작했습니다. 몸무게가 줄고 부기가 빠지니 당연히 발바닥의 굳은살도 부드러워졌고요.

이제 저는 새로운 삶을 살고 있습니다. 이전에는 아플 때마다 사혈을 했는데, 이제는 그마저도 필요가 없으니 더 이상 검은 피를 볼 일도 없어졌습니다. 게다가 얼마 전에는 예뻐서 사두었다가 발이 아파 몇 년이나 신지 못한 구두까지 신을 수 있게 되었습니다. 심지어 그 구두를 신고 아이와 외출을 하고 가끔은 달리기 장난까지 칠 수 있다니 실로 믿기지 않을 정도입니다.

저에게 효소를 전해주신 분께, 나아가 항상 힘을 준 가족들에게 이 고마운 마음을 전하고 싶습니다.

몸이 해독되면 모든 일이 잘 풀린다

성명 : 김향숙

증상 : 돌발성 난청, 중풍

효소를 만나 새로운 삶을 살아가고 있는 주부, 김향숙입니다. 저는 미용실을 23년이나 운영해왔습니다. 아시다시피 미용사들은 밀려드는 손님에 점심 밥 한 끼도 편히 먹지 못하는 경우가 적잖습니다. 또한 온종일 서서 일하고 독한 약품들과 함께 생활하기 때문에 다양한 질환들을 달고 살지요.

저 역시 심한 어깨통증과 하지정맥류, 가위손 마비증세가 나타나 더는 미용실을 운영할 수 없게 되어 2010년 7월부터는 작은 식당을 운영하기 시작했습니다. 그런데 어느 날, 바빠서 이리 저리 뛰어다니는 저를 두고 점심식사를 하러 오신 손님 분이 얼굴 혈색도 좋지 않은 데다 여러 병이 있는 것 같으니 일단 체중감량을 해보는 건 어떻겠냐고 권했습니다. 저 역시 건강의 심각성을 느끼던 차라 그분이 얘기하시는 효소 정보에 솔깃했던 것이 사실입니다. 하지만 막상 효소 해독과 단식을 해보려니 시간도 돈도 여의치 않아 거절하고 말았습니다.

그러던 어느 날, 한창 김장을 하는 와중에 심한 두통과 구토 증세가 찾아왔습니다. 그저 기운이 없어서 그러려니 약을 지어 먹은 게 전부였습니다. 그런데 그 다음날이 되자 이번에는 귀와 눈이 이상했습니다. 오른쪽 눈은 심하게 아른거리고 왼쪽 귀는 아예 들리지가 않았습니다. 놀라서 아침 일찍 이비인후과를 갔더니 청력 검사 후 큰 병원으로 가보라고 했습니다. 다음 날 다른 이비인후과를 갔는데도 마찬가지였습니다. 다만 이번에는 의사가 놀란 얼굴로 "빨리 큰 병원에서 치료를 해야 할 것 같습니다."라며 소견서를 써주었습니다.

그렇게 찾아간 대학병원에서 청천벽력 같은 이야기를 들었습니다. 귀는 돌발성 난청이고 중풍이 왔다는 게 아니겠습니까? 더 무서운 건 의사 선생님의 말이었습니다.

"다행인 줄 아셔야 합니다. 만일 머리에서 혈관이 터졌으면 중환자가 됐을 겁니다. 그런데 혈관이 눈에서 터지고 귀에서 터졌으니 하늘이 도운 것과 다름없어요."

사실 저 역시 제게 병이 있다는 걸 모르지는 않았습니다. 식당 개업에 필요한 보건증을 만들 때도 고혈압 진단이 나왔기 때문입니다. 그런데 더 정밀하게 검사해보니 지방간, 고지혈증, 당뇨, 그야말로 성한 데가 없었습니다.

너무 놀라기도 하고, 너무 어이가 없어서 울었습니다. 그렇게 아픈 것도 몰랐는데 이렇게 여러 병에 걸렸다니, 아직 돈도 많이 벌어야 하는데 하는 생각에 절망스럽기만 했습니다.

몸에 기운이 없고 힘든 것은 물론, 매일 같이 약을 한 주먹씩 먹으니 없던 병도 생기겠다는 생각이 들더군요. 그때 무슨 바람이 불었는지, 여름 무렵 저에게 효소 해독과 단식을 권해주신 분이 생각났습니다. 당시 그분이 남긴 명함이 있었기에 곧바로 전화를 했고, 한번 믿어보자는 심정으로 바로 효소 대체식을 시작했습니다.

사실 식당을 운영해야 하는 입장에서 병원에 입원해 있던 차라 시간과 돈 문제도 있었지만 당시에는 그런 것보다 건강을 되찾는 게 중요하다는 생각에 결심을 굳혔습니다. 입원 치료를 하고 있던 중이라 효소 체험 10일을 신청했지요.

그렇게 효소 대체식을 시작한 지 불과 3일이 지난 무렵이었던 것 같습니다. 갑자기 어지럽고 두드러기가 심하고 온몸에 발진이 돋는 등 여러 증상이 나타났습니다. 더 놀라운 것은 배변이었습니다. 저는 제 배 안에 그렇게 많은 변이 들어 있다고는 상상도 못할 정도로 변을 많이 보았습니다. 그렇게 숙변을 다량 본 뒤부터는 완전한 믿음이 생겨서 체험 5일째 되는 날부터는 아예 약을 끊었습니다.

하지만 오랫동안 질병에 시달렸던 몸은 쉽게 천국을 보여주지 않았습니다. 그때부터 눈이 벌겋게 충혈되어 빠질 듯이 아프고, 토하고, 어지럽고, 무서운 반응들이 닥쳤습니다. 너무 아파서 결국 전화를 걸어 "나 도저히 못하겠어요. 그만하겠습니다."라고 말했습니다. 그런데 돌아온 말은 의외였습니다.

"축하합니다. 지금 몸에서 지방 독이 빠지는 중이에요. 조금만 더 눈딱 감고 참아보세요."

결국 그렇게 20일간의 효소 해독 및 단식을 하면서 저는 많은 변화를 겪었습니다. 병원에서도 퇴원하자마자 효소에 대해 알아보겠다는 결심으로 세미나에도 참석했습니다. 누가 공을 치하해주는 것도 아닌데 저 많은 사람들이 모인다는 것이 신기했습니다.

세미나 초반에는 심한 눈 충혈과 귀의 이명으로 설명을 듣지 못해 맨 앞에만 앉았는데 시간이 흐를수록 시력이 눈에 띄게 좋아지기 시작했습니다. 이후 저는 체험을 2개월 더 연장했고 그 결과 내장지방 8kg를 포함해 총 13kg를 감량할 수 있었습니다. 뿐만 아니라 피부도 너무 좋아졌고 체성분 분석에서는 59세라는 나이에 48세 신체나이가 나왔더군요.

지금은 저도 누가 봐도 10년은 젊어 보인다고 말할 정도로 건강합니다. 몸 상태가 얼마나 좋아졌는지 검사를 하니, 의사 선생님께서도 고혈압, 당뇨, 지방간 고지혈증 약을 처방받지 않아도 된다면서 깜짝 놀라셨습니다.

"놀랍습니다. 중풍은 재발이 잘되고 당뇨와 고지혈증도 잘 낫지 않는 증상인데 많이 낮아지셨어요."

지금도 저는 꾸준히 효소로 건강을 다스리고 있습니다. 일전부터는 막힌 귀도 완전히 나아지지는 않았지만 좋아지고, 운전면허증 따기 위해 신체검사를 해보니 오른쪽 시력이 1.0이 나왔습니다. 효소를 만나 큰 은혜를 입었다는 마음에, 그 은혜에 보답하고자 저 역시 많은 분들에게 효소를 전해드리고 싶습니다.

내 몸이 건강해지면 모든 일이 잘 풀립니다. 많은 분들이 효소로 몸을 깨끗이 하시고 만사형통하시기를 바랍니다.

끔찍한 사고 후유증을 극복하다

성명 : 배경숙

증상 : 사고 후유증

1997년 1월 28일, 저에게 잊지 못할 사고가 벌어졌습니다. 운전 중 빙판길에 미끄러지면서 큰 사고를 당한 것입니다. 차가 미끄러져 전봇대와 충돌했는데 조금만 더 미끄러졌더라면 아마 저는 지금 이 세상 사람이 아닐 것입니다.

그렇게 시작된 제 2의 인생은 아픔으로 얼룩진 날들이었습니다. 사고로 인해 왼쪽 발목이 부러지면서 그 후유증으로 아킬레스건과 인대가 3cm씩 짧아지게 되었습니다. 다리가 짧아지니 연쇄반응으로 척추도 균형을 잃게 되어 가사일마저도 어렵게 되었지요. 하루아침에 벌어진 일들에 나날이 분노와 슬픔이 쌓이고, 그때마다 저는 하나님께 기도를 드렸습니다. 다시 건강한 삶을 주시든지 아니면 아예 천국으로 데려가 달라고요. 그 만큼이나 절박한 상황이었습니다.

그 후로 몇 년간이나 계속 사고 후유증은 끊임없이 저를 괴롭혔습니다. 요통을 앓는가 하면 무릎 통증도 심해져서 심지어는 대인 기피증까지 생겼지요. 나아가 대사 증후군도 찾아와 고혈압 170~110, 당뇨 225 수치가 나오기도 했습니다.

뿐만 아니라 심한 편두통과 알레르기성 비염까지 겹쳐서 여름에는 에어컨 공기가 고통처럼 느껴졌고, 말을 하면 심장에 큰 압박이 느껴지고, 위장은 바늘로 찌르는 듯한 통증에 시달리고, 트림을 하면 역겨운 냄새가 올라오곤 했습니다.

게다가 발은 무좀에 시달리면서 여름에는 가려워서 잠을 못 이루고 겨울에는 각질이 두껍게 앉아 갈라지면서 피가 나기도 했고, 심한 치질로 변을 보면 가끔씩 선혈이 낭자했습니다.

그렇게 세상에 대한 소망을 잃어가고 있을 때였습니다. 저와 각별하게 지내시던 사모님이 어느 날 효소 이야기를 해주시면서 건강세미나에 한번 참석해 보자고 권했습니다. 저처럼 아픈 사람들이 처음에는 지푸라기라도 붙들겠다는 심정으로 찾았다가 건강해진 사례가 적지 않다고 했습니다.

그렇게 세미나에 참석하게 된 날, 세미나장에서 권해주는 효소 차를 1.5L 정도 마시고 난 뒤였습니다. 소변을 자주 본다 싶긴 했지만, 그날 밤 생각지도 못한 놀라운 일을 겪었습니다. 밤마다 느껴지던 다친 다리의 통증이 사라진 것입니다. 특히 딱딱하게 굳어 있는 듯한 마비 증세는 흔

적도 없이 풀려 있었습니다.

다음날 저는 곧바로 사모님에게 전화를 걸어 효소식을 해보겠다고 부탁했습니다. 이후 효소를 섭취하게 되면서 가장 먼저 사라진 것은 요통과 무릎 관절통이었습니다. 그 외에도 수없이 아프던 부위마다 반응이 일어나면서 이전보다 증세가 훨씬 좋아지거나 사라졌습니다.

나아가 치료가 그토록 어렵다던 고혈압과 당뇨도 거의 치유가 된 상태입니다. 나아가 항상 친한 친구처럼 달고 다니던 감기도 지금은 그냥 지나가는 것을 보면서 평소의 면역력이 훨씬 향상되었다는 것을 피부로 느끼고 있습니다.

이제 저의 나이 55세, 고통스러웠던 인생 2막이 지나고 새로운 3막이 시작되었습니다. 효소를 섭취하기 전에 제 체중은 66kg였지만 지금은 무려 11kg을 감량해서 55kg입니다. 말 그대로 77사이즈에서 55사이즈로 체형이 달라졌지요. 이 모습은 약 30년 전 결혼하기 이전의 모습으로 돌아간 것이랍니다.

요즘 저는 그야말로 이전에는 꿈꾸지 못했던 행복한 날들을 보내고 있습니다. 제게 효소를 전달해주신 김선미 사모님, 그리고 저의 가족들과 하늘에 계신 하나님께도 깊은 감사를 보내고 싶습니다.

효소의 놀라운 항염·항균·분해·배출 기능에 감사

성명 : 손경희

증상 : 강직성 척추염

안녕하세요, 저는 서울 마천동에 살고 있는 가정주부 손경희입니다. 다른 분들도 마찬가지시겠지만, 저 역시 효소와 특별한 인연이 있는 사람이랍니다.

저는 10년 전 어이없는 사고를 당했습니다. 욕조에 세제를 넣고 이불을 발로 밟아 빨다가 다급하게 전화벨이 울리기에 비눗물을 씻지 않은 발로 욕실 타일을 딛었다가 미끄러지며 뒤로 꽝 하고 넘어지게 된 것입니다.

다치는 건 순간이었지만, 사고가 가져온 화근은 컸습니다. 이후 정형외과와 신경외과에서 꾸준히 치료를 받았음에도 통증은 심해지고, 그 때문에 체중도 늘게 되었습니다. 통증이 얼마나 심했는지 조금만 걸어도, 심지어 버스를 타도 온몸이 울릴 정도였습니다. 그리고 강직성 척추염이라는 진단까지 받게 되었지요.

더 기가 막힌 건 강직성 척추염은 우리나라에서는 치료가 불가능한 병이라는 점입니다. 수술도 안 될 뿐더러 척추에서 벌어지는 염증도 막을 수 없다는 게 병원 측 얘기였습니다. 처방이라고는 고작 통증이 심하면 한 달에 한 번씩 통증 주사를 맞는 게 다라고 했습니다.

상황은 갈수록 심각해졌습니다. 염증이 굳어 석회질이 되면서 척추가 휘어지고 신경이 눌러서 밤에는 잠을 잘 수 없을 정도로 고통스러웠습니다. 그러다가 지쳐서 4시경에 잠이 들면 아침 9~10시에 눈이 떠지고, 눈을 뜨자마자 무거운 몸과 마음에 눈물이 다 날 정도였지요.

그렇게 삶의 기쁨을 잃어가고 있던 와중 효소를 만났습니다. 처음 동생으로부터 효소 이야기를 들었을 때만 해도, 그 이야기를 듣지도 믿지도 않았습니다. 병원에서도 치료가 안 되는 병이 뭘 먹는다고 해결될까 하는 생각에 고개를 절레절레했습니다. 하지만 동생은 간절하게 말했습니다.

"누나, 그렇게 아픈데 뭐가 무서워? 일단 먹어봐."

그 말 한마디에 지금 저는 제2의 인생을 살고 있습니다. 동생을 믿고 효소를 섭취하고 난 지 고작 4일이 되지 않았을 무렵부터 체중 71kg에도 심하게 아팠던 몸이 가벼워지기 시작했습니다. 그러다가 두 달을 먹고 나니 등이 펴지고, 현재는 체중 57kg을 유지하는 데다 골격근이 3kg이나 늘었습니다.

나아가 놀라운 건 염증의 반복으로 등에 쌓였던 석회가 녹아내려 소변으로 배출되었다는 점입니다. 이 사실을 확인하게 된 의사 선생님조차도 기적이라고 말하실 정도였습니다. 그야말로 신기한 사건이었기에 여러분에게도 꼭 말씀드리고 싶었습니다.

실로 효소는 항염·항균·분해·배출 효과가 탁월하다고 합니다. 바로 이 효소의 효과들이 저를 고통스러운 삶에서 구해주었다고 믿고 싶습니다. 불치병이라고 생각해 마음만 앓고 계신 많은 분들, 제 동생의 말처럼 일단 시작해보세요. 효소 건강법은 절대로 여러분의 기대를 배반하지 않을 것임을 진심을 다해 말씀드립니다.

의심 없이 시작한 효소 섭취가 삶을 바꾸다

성명 : 양혜진

증상 : 과체중, 하지정맥류, 만성변비, 비염

저는 광주광역시 금호동에서 살고 있는 51세 주부입니다. 오늘 저 역시 효소와 관련한 제 사연을 들려드리기 위해 이렇게 펜을 들었습니다.

저는 20대 초반부터 미용실 일을 해왔고, 일을 하면서 결혼을 했습니다. 그런대로 산후조리가 괜찮았는데도 둘째 아이를 낳고부터는 산후풍으로 몸이 붓고 15kg나 살이 찐 상태에서 빠지지를 않아 옛 모습을 찾아볼 수 없게 되었습니다.

살을 빼보려고 한약도 먹어보고 침술도 해보고 살 빼는 약도 먹어봤지만 다 그때뿐이었습니다. 만성 무기력증으로 오후만 되면 몸이 천근만근 무겁고 날마다 두통에 시달렸습니다. 그뿐만 아니라 하지 정맥류에, 만성 역류성 식도염에, 만성변비에, 조금만 걸어도 마비가 오고 한여름에도 온몸이 얼음장처럼 차가워서 잠을 자면 다리가 쥐가 나서 며칠이나 뻐근함을 견뎌야 했습니다.

그중에서도 제일 힘들었던 건 10년 넘게 앓은 비염입니다. 여름만 빼고는 날마다 재채기와 코 막힘에 시달려 밤에는 코로 숨을 쉬지 못해 입을 벌리고 잤습니다. 게다가 눈가는 항상 가렵고 짓물러 눈을 비벼 항상 우는 사람처럼 보였습니다. 정말로 누구에게도 보이고 싶지 않은 모습이었습니다.

그러던 2010년 7월 무렵이었습니다. 대전에 사는 시조카 며느리가 광주까지 내려와서 저를 보고는 말했습니다.

"숙모, 정말로 세상 다 사신 모습처럼 보여요. 믿어도 안 믿어도 좋으니 제가 효소 좀 드릴게요. 딱 10일 동안만 드셔보세요."

워낙 착하고 듬직한 시조카 며느리라 조금도 의심하지 않고 효소를 건네받아 섭취하기 시작했습니다. 그리고 그것으로 효소와 인연을 맺어 지금은 30년 동안 앓고 지내던 변비부터 10년 넘게 앓았던 비염까지 완치되었습니다.

지금 생각하면 "구원은 항상 예기치못한 곳에서 온다."는 말이 실감납니다. 현재 저는 한때 75kg까지 나갔던 몸무게를 59kg로 유지하고 있습니다. 뿐만 아니라 몸이 너무 가벼워져 그간 못한 일들을 해보겠다고 열심히 뛰어다닙니다. 제가 이렇게 활기차지니 그 기쁨이 가족들에게도 갑니다. 매일 아픈 아내와 엄마 모습에 힘겨워하던 가족들 얼굴에도 웃음이 돌아왔습니다.

Before

After

건강이야말로 최고의 자산이라는 말이 가슴에 와 닿습니다.

4월 중순에는 건강검진을 받았는데 A등급을 받았습니다. 이전에는 꿈도 꾸지 못한 일입니다. 이처럼 효소는 제 삶을 새롭게 태어나게 했습니다. 효소 덕분에 행복하고, 저에게 새로운 기회를 주신 모든 분들을 사랑한다는 말을 전하고 싶습니다.

66세에 젊고 예뻐진 할머니가 되다

성명 : 이옥순

증상 : 자궁근종, 류머티즘

저는 올해 66세가 된 이옥순이라고 합니다. 누구나 한두 번쯤 몸이 아픈 경력이 있게 마련이듯이 저 역시 긴 인생 동안 적지 않은 병을 앓았습니다. 39살 때 자궁근종수술을 받은 것은 물론 그 이전부터 관절 류머티즘을 앓았지요.

그런데 병 자체도 자체지만 신경성 관절 약과 호르몬제를 오래 복용하다보니 그 부작용으로 살이 79kg까지 쪘습니다. 작은 체구임에도 상의는 100 사이즈도 작을 정도였고, 그 때문에 임신도 잘 되지 않는 등 온몸이 만신창이가 되어 병원을 집처럼 드나들었습니다. 그렇게 64세까지 살아온 삶은 '약과 통증 주사로 연명한 삶' 이라고 해도 과언이 아닐 것입니다.

그러다가 2년 전, 기적 같은 기회를 얻었습니다. 예기치 않게 효소를 만나 건강하고 예쁜 할머니로 살게 된 것입니다. 실로 효소를 만나기 전이었던 2년 전의 상황은 돌이키기조차 무섭습니다. 재래식 화장실은 쭈그리고 앉을 수 없어 속옷을 버릴 때가 많았고, 평평한 길도 몸이 부서질까 조심해서 걸었고, 오르막길은 숨차고 허리 아파 못 가고 내리막길은 무릎부터 발까지 저려서 뒷걸음질 쳤습니다. 계단은 저에게 공포의 대상이었지요. 하지만 병원을 가도 딱히 처방이 없으니 이 병원 저 병원을 전전했고, 비만은 지방흡입술만 안 했을 뿐 전신마사지, 경락 마사지, 약복용 등 할 수 있는 건 다 했지만 잠시 좋아졌다가 요요를 겪는 일의 반복이었지요. 그렇게 죽음이 가까워졌다는 걸 의심 없이 받아들이던 제가 지금은 66살 젊고 예뻐진 할머니로 살고 있다는 것이 믿기지 않습니다. 너무 몸이 아팠으니 지금의 상태가 완벽하지 않은데도 감지덕지한 것인지도 모르나, 효소 섭취 후 저를 괴롭히던 대표적인 증상들이 사라졌다는 것만으로도 행복합니다.

이제 저는 외출도 자신 있게 합니다. 오랜만에 만난 사람들도 알아보지 못할 정도로 건강해졌다고 함께 기뻐해줍니다. 살아있다는 것, 사람들과 만나고 대화할 수 있다는 것, 좋아하는 것을 보고 즐길 수 있다는 것, 억만장자도 아니요, 이팔청춘도 아니지만, 이 모든 것이 저에게는 가장 큰 행복입니다.

저에게 '젊고 예쁜 할머니'의 삶을 안겨준 효소에 대해 지극히 감사하는 이 마음을 영원히 잊지 않고 살아갈 생각입니다.

우리 가족에게 건강과 행복을 준 효소

성명 : 이주연

증상 : 고혈압, 당뇨, 뇌경색, 지방간, 고도비만, 희귀병, 알츠하이머

효소를 만나기 전 저희 가족들은 모두가 크고 작은 질환을 가진 종합병원 환자들이었습니다. 저희가 효소를 알게 된 것은 부모님 덕분입니다. 제 부모님은 20년째 연중무휴 식당을 운영하고 계시는데, 고된 식당일로 인해 한없이 지친 몸으로 살고 계시다가 지인을 통해 효소를 알게 되셨습니다.

연중무휴 식당 주인들이 그렇듯이 63세인 제 아버지 또한 고혈압과 당뇨 약을 15년간 복용해오셨고, 2002년도에는 뇌경색 판정을 받으셨지요. 또한 지방간으로 6년간 약을 복용하셨고 오십견이 있으셨습니다.

뿐만 아니라 허리디스크 수술 경력도 있으셨는데 수술 이후에도 완쾌되지 않고 항상 불편해 하셨습니다. 발바닥은 늘 습진으로 갈라지고 자주 무좀에 걸리셨고, 운전만 시작하면 하품을 하시다가 결국 졸음운전으로 이어져서 장거리 운전은 생각지도 못하셨습니다. 심지어 가까운 거리

도 늘 어머니가 동승하셔야 할 정도였지요.

나아가 2002년 뇌경색 판정 이후로는 조금씩 무기력증까지 겹쳐 나중엔 잠만 주무시고 밤엔 편두통으로 시달려서 따로 수면제까지 처방 받아 드셨습니다. 게다가 복부 비만이 너무 심해서 다들 만삭이라며 놀리곤 했지요.

Before   Afte r(앞)   (옆)

부부의 삶이 동떨어진 것이 아니라 몸이 안 좋으신 건 어머니도 마찬가지였습니다. 53세인 제 어머니는 고혈압 약을 10년간 복용하셨고, 키 173cm인 장신에 몸무게 103kg로 고도비만 이셨습니다. 불규칙한 식사 때문에 역류성 식도염을 앓고 계셨고, 신경성 위염과 속쓰림을 달고 사셨습니다. 관절염이 너무 심해서 다리를 질질 끌고 다니며 식당 일을 하시는 어머니를 볼 때마다 가슴이 아팠습니다. 특히 부종이 너무 심해서 자고 일어나면 나무토막처럼 부어서 굳어 있는 다리 때문에 힘들어 하셨지요. 뿐만 아니라 연세가 있으신지라 요실금, 치질, 발톱무좀까지 있으셨습니다.

그것은 저희 식당을 도와주시고 계시는 51세의 이모도 마찬가지였습니다. 언젠가부터 기억력 감퇴가 심해져 돌아서면 잊어버리는 바람에 일에 차질을 빚어 어머니와 종종 다투기도 했지요.

Before   After

그러던 어느 날 손아귀 힘이 떨어져 물건을 잡고도 떨어뜨리는 증상까지 나타났는데, 병원에 가보니 혈관이 녹는 희귀병이라고 하더군요. 진단을 받고는 식구들 모두가 눈앞이 캄캄했습니다. 약해진 혈관 때문에 심지어는 주사 맞기도 힘들 정도였지요. 게다가 두통 때문에 MRA까지 찍었지만 정확한 원인은 발견하지 못했습니다. 또한 이모는 시력도 약하고 치질도 있었습니다.

그리고 이모가 희귀병 진단을 받자 눈앞이 캄캄해진 또 하나의 이유는 이모의 아들, 제 사촌동생 때문이었습니다. 착한 제 동생은 올해 10살입니다. 이 아이도 어렸을 때 희귀병 판정을 받아 그 어린 나이에 아프지 않은 날이 없이 살아왔습니다. 너무 안타깝고 슬픈 삶이었습니다. 이 병은 한번 토하기 시작하면 정말 똥물까지 토해내는 지독한 증상을 달고 살아야 하는 병입니다. 툭 하면 아무것도 목으로 넘기지 못하고 다 토해내는데 원인을 모르니 치료법 또한 없을 수밖에요.

이 병 때문에 제 조카는 유치원도 늦게 가고, 소풍도 가본 적 없고, 학교 실습 같은 것은 당연히 결석하곤 했습니다. 소풍 가보는 것이 소원인 아이였습니다. 손발톱이 3년째 자라지 않고 있는 아이였습니다. 눈가에는 아토피가 있고, 키는 작지 않았지만 살이 많이 찐 상태였습니다.

그리고 이 글을 쓰는 32살의 저 역시 큰 병은 걸린 적이 없지만 병원의 모든 과는 다 다녀본 것 같습니다. 어려서부터 변비가 심한가 하면, 면역력이 약해 잔병치레를 자주 했습니다. 신경성 위염이 툭 하면 찾아와 나중에는 역류성 식도염 약을 달고 살았고, 사계절 감기에 시달렸습니다. 젊은 나이인데도 방광염에 자주 걸리고 부인과 질병도 꼬박꼬박 찾아오더군요. 그런데 병원에 가면 원인이 모두 스트레스라고 하니 방법이 없었습니다.

Before · After

어릴 때도 활기찬 적이 없지만 나이가 들수록 더 무기력해지는 자신을 발견할 때마다 답답하고 슬퍼졌습니다. 대학에 들어가서도 다른 친구들은 다 밤새 노는데 10시만 되면 피곤해서 혼자 집에 돌아가곤 했습니다. 조금만 무리하면 입가에 버짐이 퍼서 며칠 지나야 사라지곤 했는데 너무 지저분해서 화장으로도 가려지지 않았지요. 복부 비만도 심해서 예쁜 옷도 마음껏 입지 못했습니다.

그러다 한번은 제 13년지기 친구가 하는 말을 듣고 큰 충격을 받기도 했습니다. 절 안 뒤로 제 입에서 나온 말은 "아프다"는 말뿐이라고 하더군요.

하지만 사실이었습니다. 늘 피곤하고 이유 없이 아프고, 병명도 딱히 없고, 한 달에 2~30만 원은 병원비로 사용했고, 자주 짜증을 내다보니 성격이 나쁘다는 말도 자주 들었습니다. 아무리 재미있는 영화나 텔레비전 프로를 봐도 웃지 않는 그런 사람, 그게 바로 저였으니까요.

Before   After

그런데 이랬던 저희 가족이 지금은 어떻게 변했을까요?

효소를 섭취한 이후 우리 가족은 그동안 복용하던 모든 약을 끊었습니다. 아버지는 88kg이던 몸무게가 70kg로 빠졌고 만삭이라고 놀림 받던 배도 많이 들어갔습니다. 그뿐만 아니라 고생하시던 지방간과 오십견도 없어지고 지금은 수면제 없이도 잘 주무십니다. 혼자서도 장거리 운전을 잘하게 되시니 어머니도 편해지셨습니다.

어머니도 마찬가지로 효소 섭취 이후 23kg를 감량해서 지금은 80kg의 체중을 유지하고 계십니다. 110 사이즈가 터질 듯이 맞았는데 이제는 88 사이즈를 입으시고는 만족해 하십니다. 항상 끌고 다니던 다리도 곧게 펴지니 쾌활하게 엉덩이를 흔들며 콧노래를 부르며 일하십니다. 생각도 못한 변화에 가족들도 손님들도 놀라워하십니다.

이모 역시 효소 섭취 후 삶이 달라지셨습니다. 아직도 조금은 종종 잊으시지만 일에 차질이 날 정도로 심했던 기억력 감퇴는 사라졌습니다. 또한 이모를 괴롭혔던 혈관 병도 호전을 봐서 무거운 것도 두 손으로 꽉 쥐고 잘 들게 되셨지요. 몸무게도 87kg에서 현재68kg로 무려 19kg이나 감량하셨습니다. 눈도 밝아지셨고 두통도 많이 나아졌고요.

동생은 이제 그렇게 소원하던 소풍을 갈 수 있게 되었습니다. 무려 3년 만에 손발톱이 다시 자라기 시작해 최근 그 손톱을 깎았다고 합니다. 토하는 병도 이제는 잠잠해졌습니다. 비만이던 몸이 살이 빠지니 키도 훌

쩍 자랐습니다. 아토피도 감기도 드물어지니 지금은 완전히 생활 자체가 변하고, 성격 자체가 달라졌습니다.

그것은 저도 마찬가지입니다. 몸이 편하니 짜증도 줄고 그간 왜 그랬을까 싶게 작은 일에도 잘 웃게 되었습니다. 친구들은 달라진 저를 보고 너무나 놀라면서 "그 효소가 뭔지는 잘 모르겠지만 정말 대단한 일을 했다."고 말합니다.

뚱뚱하던 가족이 날씬한 가족으로 달라진 것, 아픔에 찌들었던 가족이 병에서 벗어나게 된 것 모두가 기적입니다. 그러나 무엇보다도 행복한 것은 아파서 짜증을 내던 가족들이 이제는 서로를 마주보며 웃고 즐겁게 살아가고 있다는 점입니다.

서로를 긁고 괴롭히던 모든 문제들이 사실은 병마와 함께 찾아온 부정적인 생각에서 기인했다는 생각이 많이 드는 요즘입니다. 뿐만 아니라 우리 가족을 통해 많은 친지 분들과 지인 분들도 효소를 가까이 하며 건강한 삶을 살아가고 있습니다.

이대로는 안 되겠다는 생각에 결심하고 효소를 먹자고 제안해주신 부모님, 당신들이 우리 가족의 삶을 바꾸었습니다. 효소를 통해 제2의 인생을 살고 있는 우리 가족 모두 사랑합니다. 화이팅!!

가장 아름다운 미모는 건강이다

성명 : 이향용

증상 : 교통사고 후 수술 후유증, 만성피로, 3번의 대수술 후유증

효소를 체험한 분들은 하나같이 말합니다. 효소를 만나기 전의 삶과 만난 후의 삶은 전혀 다르다고요. 저 역시 마찬가지입니다.

저는 효소를 만나기 전에는 3번이나 대수술을 거친 환자였습니다. 위장 기능이 안 좋아 어릴 때부터 음식을 먹고 나면 소화가 안 돼 손발을 따야 했고, 성인이 되어서는 늘 위장약을 복용해야 했지요.

알고는 있었지만 약이란 먹을수록 몸을 망쳐놓는 것이더군요. 당장은 아프니 약을 먹지 않을 수 없었지만, 장기적인 약 복용으로 위장 기능은 극도로 떨어졌습니다. 위장이 안 좋으니 당연히 얼굴도 좋지 않았지만, 특히 둘째 아이를 낳고 생긴 기미와 잡티는 아예 착색이 되어 지워지지가 않더군요.

저는 15년간 화장품 회사에 다니며 일을 했습니다. 직업이 사람을 만든다고, 저도 고객들을 상대해야 하는 입장에서 온갖 방법으로 얼굴 관

리를 해보았지만 칙칙한 피부는 개선되지 않았습니다. 지금 생각해보면 속이 아프고 힘든데 겉으로만 관리한다고 얼굴이 변하는 건 아니었던 거지요. 때문에 저는 항상 두껍게 화장을 해야 했고 윤기가 나는 동료들 얼굴 피부가 항상 부러웠습니다.

그러던 와중 효소 10일 해독 프로그램을 만나게 되었습니다. 처음에는 반신반의했던 것이 사실이지만 그간 건강 회복에 들인 공과 노력을 생각하며 딱 한번만 더 믿어보자는 마음이었습니다. 무엇보다도 화학약제가 아니라는 것 또한 마음에 들었습니다. 정말로 약이라면 질릴 정도로 복용해봤기 때문입니다. 그런데 놀랍게도 그 이후부터 내 몸에 변화가 일기 시작했습니다. 가장 먼저 효과를 본 것은 항상 저를 괴롭히던 만성피로였습니다. 직장을 다니면서도 무기력증에 시달려 억지로 웃는 얼굴을 하기가 힘들었는데 효소 해독 14일 후 얼굴이 밝아졌다는 이야기를 들었습니다. 그 말에 기분이 좋아 거울을 보니 얼굴에 자리 잡고 있던 기미가 많이 옅어진 느낌이었습니다.

비록 작지만 진전을 보니 마음이 굳건해졌습니다. 그간 아무리 약을 먹어도 증상을 지연할 뿐 나아진 것은 없었는데 작게나마 덕을 봤으니 꾸준히 효소를 섭취해야겠다는 생각이 든 것입니다.

그리고 그렇게 효소 해독 10일을 마친 뒤 그야말로 우리 가족은 입이 떡 벌어질 수밖에 없었습니다. 부모님으로부터 물려받은 가족력인 고혈압, 류마티스 관절염 등이 많은 호전을 본 것은 물론, 스트레스로 인해 비만이었던 몸이 10일 체험 후 체지방 4.2kg을 포함해 도합 체중 6kg을 감량한 것입니다. 이렇게 6kg이 빠지자 그간 드러나지 않았던 S라인이 보이기 시작하면서 요즘은 옷 입는 즐거움이 있고, 종일 강의하고 상담을 해도 지치는 일이 없습니다. 오랜만에 만난 주변 사람들이 몰라볼 정도로 예뻐졌다고 말할 때마다 저는 이렇게 말하곤 합니다.

"건강해지는 것, 그게 가장 아름다운 미모예요."

가장 건강한 미모를 저에게 선물해준 효소에게 고맙다는 말을 전하고 싶습니다.

Before　　　　　After

효소로 여자로서의 자신감을 되찾자

성명 : 황복실

증상 : 화상으로 인한 화병, 소화불량, 비염, 어지러움

제가 효소를 섭취하게 된 가장 큰 이유는 살을 빼기 위해서였습니다. 처음에는 살만 빠져도 만족하겠다는 생각이었지요.

그간 잔병이 없었던 것은 아닙니다. 사고로 인해 화상을 입게 되면서 그로 인한 후유증이 오래 갔고, 음식을 먹으면 자주 체하는 것도 지병이 었습니다. 또한 나이가 들다 보니 어지럼증과 비염도 심해서 콧물이 시도 때도 없이 흘렀지요. 하지만 딱히 병원에 다닌다고 치료할 수 있는 병들이 아니라 증상이 심각해지면 약을 먹고 치료하는 게 할 수 있는 전부였습니다.

그런데 어느 날 지인 분께서 이런 저를 보시고는 무엇보다 체중을 줄여야 한다고 말씀하셨고, 저도 동의한 바가 있어서 효소를 섭취하게 되었습니다.

그런데 효소 체험 10일 후 생각지도 못한 변화가 일어났습니다. 갑자

기 가슴이 터질 것처럼 아프고 어지럽더니 입에서도 썩은 내가 나는 게 아니겠습니까? 게다가 온몸에 오한이 돌고 콧물이 줄줄 흐르며 몸살 기운이 왔습니다. 게다가 효소를 먹으려 하니 갑자기 토할 것처럼 역겹게 느껴졌지요.

아무래도 큰 문제가 생긴 것 같아 더 이상 못 먹겠다고 효소 체험 팀장님께 전화를 드렸지요. 그런데 팀장님께서는 못 견딜 것 같을 때 견디는 게 중요하다며 긴 시간이 아니니 10일만 참고 견디면 몸이 좋아지는 걸 느낄 것이라고 말씀하셨습니다.

알겠다고 전화는 끊었지만 처음에는 잘못되면 어쩌나 초조한 심정이었습니다. 그런데 10일이 지나자 신기하게도 증상이 조금씩 좋아지기 시작했습니다. 가슴이 답답하고 숨이 차는 증상이 사라지면서 효소를 먹을 때 느껴지던 구역감도 한층 나아졌습니다. 내 몸에서 정말로 안 받는 것이 아니라 좋아지려고 이러나보다 하는 생각이 처음으로 들었습니다. 그 다음부터는 먹을수록 기운이 나는 듯한 느낌에 더 열심히 챙겨먹었지요. 확실히 10일 가까이 흐르면서 자고 일어나도 몸이 가벼운, 그간 느끼지 못한 신기한 일이 벌어졌습니다.

그렇게 시작한 효소 체험이 지금껏 무려 100일 이어졌습니다. 그 결과 체험 전에는 92였던 내장지방 면적이 무려 30으로 70%가 줄었고, 심하게 나왔던 배도 쑥 들어갔습니다. 체지방량도 마찬가지입니다. 체험 전에는 22.8kg이었던 체지방량이 11.8kg으로 나와서 체지방만 11kg이 빠졌습니다.

또한 체험 전 심부담도가 13000이 넘어 조금만 심하게 운동하거나 산을 오르면 숨이 찼는데 지금은 그 증상도 사라지고 심부담도가 7000대로 내려왔습니다. 전반적인 몸 컨디션이 호전되니 신체 나이가 46세에서 40세로 내려온 것도 놀라운 일이 아니겠지요.

Before　　　　After

처음에는 다이어트 목적으로 시작한 효소 체험이 이처럼 놀라운 건강 회복 효과를 낼 줄은 몰랐습니다. 몸 상태가 좋아지니 이제 체중을 줄여서 좋다는 생각보다는 '다이어트는 보너스' 라는 생각이 듭니다.

게다가 건강하고 예뻐지니 여자로서의 자신감도 회복되고 이런 제 모습에 신랑도 아이들도 너무 행복해합니다. 이제 저는 놀랍도록 변한 제 모습을 통해 다른 분들에게도 효소를 열심히 권하는 사람이 되었습니다. 효소는 모든 이들에게 주어진 최고의 건강 비법이라고 말입니다.

질병이 있으신 분들, 나아가 삶이 무기력하신 분들, 건강에 관심 있으신 모든 분들이 효소를 통해 날씬해지시고 예뻐지시고 건강하시고 행복해 지시길 바랍니다. 저 역시 앞으로 평생 동안 효소와 함께 예쁜 모습 유지하면서 성공한 삶을 살도록 하겠습니다.

질병의 적신호, 효소가 막아줬다

성명 : 이현진

증상 : 방광염, 무기력증, 부정맥, 동맥경화

제가 처음 효소를 알게 된 것은 지인의 소개 덕분이었습니다. 익히 매체에서 효소 얘기를 자주 접한 터라 이질감이나 거부감은 없었지만, 왠지 만병통치약처럼 여겨지는 분위기가 썩 와 닿지 않아서 주춤댔습니다. 게다가 딱히 고혈압이나 당뇨, 심장 질환 같은 성인병이 있는 것도 아니었던 터라 설명만 대강 듣고 구입이나 체험은 하지 않아야지 생각했지요.

그러다가 어느 날부터 갑자기 소변 시 통증이 느껴졌습니다. 소변에서 지독한 냄새도 나는 것은 물론, 잔뇨감이 심해서 시원하게 소변 보는 횟수가 줄어들기 시작한 것입니다.

결국 병원을 찾아보니 방광염이라는 얘기와 함께 약을 주더군요. 하지만 집에 돌아와 처방 받은 약을 먹고 나면 잠시 동안 통증은 사라졌지만 쾌뇨는 먼 얘기였습니다. 그때 요독을 빼준다는 효소 차가 생각났습니다. 급하게 연락해 한 통 얻어서 정말로 열심히 며칠 먹었습니다.

그런데 효과는 기대 이상이었습니다. 거짓말 안 하고 며칠 사이 냄새는 100% 사라진 건 물론, 쭈그리고 앉아서 볼일을 봤다면 땅이 파일 정도로 시원한 소변을 본 것입니다.

하지만 효소와의 처음 인연은 여기까지였습니다. 워낙 바빠 건강을 돌볼 여유가 없었던 지라 급한 불만 끄고 바쁜 일상으로 돌아와 생활하게 되었지요. 그런데 연쇄작용처럼 얼마 안 가 또 다시 건강에 적신호가 켜졌습니다.

무엇을 해도 아무 의욕이 없는 무서운 무기력증이 찾아든 것입니다. 처음에는 그저 기분 탓이라고 생각했습니다. 일상이 바쁜 만큼 체력의 한계가 온 것이라고만 생각했습니다.

그런데 증상이 점점 심해졌습니다. 먹는 것도 자는 것도 심지어 눈을 깜박이는 것도 힘들다고 느껴질 정도였고, 물 마시는 게 귀찮아서 물도 안 마시고, 그래도 목도 마르지 않고, 자도 피곤이 풀리지 않고, 맛있는 걸 먹어도 맛도 느낄 수 없을 정도였습니다.

상황이 여기까지 이르자 갑자기 덜컥 두려워졌습니다. 재밌는 영화를 봐도 심지어 에로틱한 영화를 봐도 아무 감흥이 없다는 것에 스스로도 놀랄 정도였습니다. 어느 날, 저녁 퇴근 시간에 버스를 타고 창문에 기대서 생각했습니다. 대체 이 병은 어느 병원을 가야 고칠 수 있을까 막막했습니다. 그러다가 문득 지인으로부터 소개를 받아 제 체성분 검사를 해주신 분이 떠올랐습니다. 전화를 드렸더니 마침 사무실에 계시다고 당장 오라고 하시더군요.

가서 뵙자마자 제가 한 말은 "저 좀 살려주세요!"였습니다. 어디 가서 아쉬운 소리 해본 적이 없던 저인데, 정말 손가락 하나 까딱하는 것도 힘들었던 상황이라 그 말밖에는 안 나오더군요.

결국 다시 한 번 체성분 검사를 하고는 분석 결과를 보시더니 그분은 땅이 꺼질듯 한숨을 쉬며 한마디 하시더군요

"참, 사람들, 꼭 고장이 나야만 찾아와요."

분석 결과를 들어보니 몸 안에 수분은 너무나 부족하고, 모든 기능들이 심하게 저하되어 있다고 했습니다. 이 정도면 일상생활 하기도 힘들다고, 한마디로 작은 집에 각종 쓰레기가 쌓여서 이제 좀 치워달라고 몸부림을 치는 상황이라고 했습니다.

사실 의아했습니다. 모든 질병은 비만에서 온다고 하던데, 저는 마른 편이고 생활습관도 평범한 편이었기 때문입니다. 무엇 때문이냐고 여쭤봤더니 그분이 이렇게 말씀하시더군요.

"큰집이나 작은집이나 쓰레기 나오는 건 마찬가지 아닙니까."

뒤통수를 한 대 얻어맞은 느낌이었습니다. 그 길로 저는 효소 체험을 결심하고 효소를 받아들어 집으로 돌아왔습니다. 다른 사람은 믿고 안

믿고를 떠나, 내가 한번 믿고 먹어보자는 심정이었습니다.

원래 효소 해독은 일반 식사를 하며 비우기를 하는데, 저는 몸이 쓰레기장이라는 말에 곧바로 효소 대체식에 들어갔습니다. 아무것도 먹지 않고 하루 3끼 효소만 먹는데도 배도 고프지 않고 오히려 효소 대체식만 먹어도 배가 부를 정도였습니다.

그런데 3일째가 되자 예상치 못한 반응들이 나타났습니다. 일단 배가 부풀어 오르기 시작하더니 전쟁이 난 듯 부글부글 끓고 아프고 미친 듯이 가스가 나왔습니다. 거기다가 심한 어지럼증까지 겹치니 이건 분명 부작용이라는 생각이 들어 체성분 검사를 한 사무실로 쫓아갔습니다.

그런데 돌아온 대답은 그것이 호전반응이라는 말이었습니다. 사실 미심쩍었습니다. 이렇게까지 힘든 것이 호전반응이라는 것이 믿기지 않았지요. 그런데 이야기를 더 들어보니 호전반응은 본래의 건강했던 상태로 돌아가기 위한 역 통증 같은 것이라 했습니다. 듣고 보니 맞는 말 같았습니다. 쓰레기를 대청소하려니 야단법석이 나는 것도 당연했지요.

그래서 의심을 거두고 다시 열심히 효소 섭취에 몰두했습니다. 4일째가 되자 이제는 화장실이 불나기 시작했습니다, 평소 변비를 앓은 것도 아닌데 변이 딱딱하고 냄새도 너무 심해서 매번 변 볼 때마다 너무 힘이 들었습니다. 남편도 제가 화장실을 다녀오면 아무리 급해도 바로 들어가지 않을 정도였으니까요. 게다가 방귀라도 나오면 아이들은 코를 막고

도망치기 바빴습니다.

그런데 놀라운 건 며칠 후가 되자 소변 보는 동시에 시원하게 변을 보는 이른바 일타쌍피 현상이 나타났다는 것입니다. 변기에 앉은 지 불과 20초 남짓한 시간에 두 볼일이 끝나버리는 것입니다. 효소가 장의 독을 빼준다더니 아마 그 덕분이었던 것 같습니다.

그런데 사람이란 게 참 간사하더군요. 변을 보는 일이 해결되니 이제는 건강해지고 싶다는 욕심이 들었습니다. 나도 좀 활력 있게 살아보자는 생각이 들었습니다. 장의 독은 뺐으니 이제는 혈독도 빼보자는 마음이 들었습니다.

실로 우리를 괴롭히는 혈관 질환은 혈관에 노폐물과 같은 독이 쌓여 혈관이 터지며 발생합니다. 나아가 소변, 대변 장애는 불편을 금방 느끼고 해결도 빠르지만, 혈관 장애는 혈관이 좁아지는지 축적물이 쌓이는지 자각증상이 없어 한번 터지게 되면 회복이 불가능할 만큼 위험한 증상으로 나타난다고 했습니다.

저는 평소에 머리도 자주 아프고 손발도 많이 저린 편이어서 이참에 고쳐보자는 마음이 들었지요. 그렇게 열흘 체험을 다 먹어갈 무렵 이상한 증상이 나타났습니다. 밤에 간헐적으로 심장이 뻐근하게 아프고 숨이 차기 시작한 것입니다.

처음에는 밤에만 이런 증상이 나타나다가 갑자기 어느 날부터는 아침에도 낮에도 시시때때로 나타났습니다. 그러던 와중 결국 퇴근길에 갑자기 숨이 안 쉬어져서 그 길로 병원에 달려갔습니다. 이렇게 쓰러지는구나, 두 아이들 생각에 주책없이 눈물이 났습니다. 그런데 심전도 상으로는 큰 이상이 없다며 큰 병원에 가보라고 하더군요. 그래도 미심쩍어 곧바로 정밀 검사를 했는데 결과는 충격적이었습니다.

37살 나이에 부정맥과 동맥경화에 혈전까지 모두 양성이라는 대답을 들은 것입니다. 갑자기 화가 났습니다. 이렇게 효소를 열심히 먹었는데 오히려 병이라니 하는 생각이었습니다. 얘기대로라면 장님도 눈뜨고 앉은뱅이도 일어서야 할 판국에 심장병이라니 어이가 없었습니다. 그래서 효소를 전해주신 분께 전화를 해서 속사포처럼 퍼부었습니다.

"어떻게 이럴 수가 있죠? 혈관질환과 심장질환이 생겼는데 이것도 호전반응입니까?"

그러자 그 분께서는 다 들으시더니 조용히 말씀하셨습니다.

"그렇군요. 하지만 효소 먹고 암 발견한 사람도 엄청 많아요."

흥분을 가라앉히고 생각해보니 그럴 수도 있겠다는 생각이 들었습니다. 혈관이 좁아지고 있다거나 소변으로 당이 빠져나간다거나 고지혈을 자각한다면 아무도 병에 걸리지 않겠지요. 저 또한 평소 모르던 질환이 있었는데 건강한 몸으로 돌아가기 위한 역 통증을 경험하며 병을 자각하게 된 것일 수도 있었습니다.

병원에서도 또한 이 정도 상황이면 식습관 개선과 운동요법 등으로 충분히 좋아질 수 있다고 하기에 마음이 놓였습니다.

차분히 되돌아보니 그간 내 몸은 돌보지 않은 시간이 너무 길었다는 것을 깨달았습니다. 그런 것을 효소 하나만 먹는다고 완벽히 해결할 수는 없을 것 같았습니다. 이전에는 그저 맹목적으로 효소를 먹었다면 이제부터는 내 몸을 더 잘 알고 이해하며 효소를 먹기로 마음먹었습니다.

혹시 지금도 효소의 놀라운 힘을 의심하고 체험을 고민하고 계신 분이 있다면 일단은 몸이 좋아지는 걸 기대하기에 앞서 내 몸 어디 부분이 고장이 났는지 점검해보겠다는 마음을 가지는 것만으로도 그 가치는 충분하다고 생각합니다.

믿고, 체험하고 느끼시게 되면 반드시 건강한 삶이 보장되리라 생각합니다. 끝으로 효소를 만나게 된 모든 분의 건강을 기원합니다.

면역력이 강하면 만병이 퇴치된다

성명 : 김경남

증상 : 어깨 통증, 과체중, 치질, 췌장 염증

저는 50세 후반까지만 해도 전형적인 뚱뚱한 아줌마였습니다. 하지만 효소를 만난 지금은 환갑을 맞이했음에도 53kg의 체중을 유지하면서 10년은 젊어 보인다는 이야기를 듣는 예쁜 아줌마로 변했습니다.

효소의 '효'자도 모르던 제가 효소를 만나게 된 것은 2008년 6월 어깨 통증으로 병원 치료를 받으러 다니던 중이었습니다. 저와 비슷한 증상이 있던 친구가 효소를 소개해준 것이지요. 사람도 잘 만나면 좋은 인연이라 하는데, 이것은 효소에게도 해당되는 말인 것 같습니다. 지금은 저와 떨어지려야 떨어질 수 없는 인연이 되었으니까요.

친구의 소개 이후로 열흘간 효소 체험을 해보기로 했습니다. 처음에는 살을 빼는 다이어트를 하는 것이라고 섭취했는데 그것만이 아니었습니다. 크리스찬이라 9월 대심방 때 신경을 쓰긴 했는데, 효소 섭취 이틀째 되는 날 저녁부터 예전부터 가지고 있던 치질이 도진 것입니다. 보통은 변을 보고 나서 아플 때 좌약과 연고를 바르면 가라앉곤 했는데, 이번에는 통증이 얼마나 심한지 아무 소용이 없을 정도였습니다. 그런데 놀랍게도 그 통증이 하루 반 정도 이어지다가 서서히 완화되더니 아예 아픈 통증이 사라진 것입니다. 심지어는 지금까지도 편하게 대변을 보고 있습니다.

또한 저녁이면 다리에 나는 쥐도 문제였습니다. 조심 조심 뻗어도 아이고 소리가 절로 날 정도로 아팠는데 지금은 마음껏 다리를 펴도 통증이 없어서 그야말로 너무 편합니다.

나아가 효소 덕을 본 것은 저만이 아닙니다. 어느 날 출근한 남편으로부터 전화가 걸려왔습니다. 갑자기 심한 통증으로 순천향병원 응급실에 입원했다는 것입니다. 다급히 110만 원을 주고 검사를 했음에도 아무 병명이 안 나와서 다시 암 검사를 120만 원이나 주고 했는데도 역시 발견이 되지 않았습니다. 이후 다시 단국대 병원을 찾아 검사를 했더니 췌장에 염증이 있었다고 하더군요.

하지만 내장 염증이라는 게 쉽사리 치유되는 것이 아닌지라 여러모로 고생했습니다. 먹는 것 하나, 자는 것 하나조차 고생일 정도로 통증이 심했거든요. 그런데 제가 먼저 효소를 섭취하고 좋아지는 걸 본 남편도 함께 효소를 먹기 시작했지요. 결과는 그야말로 놀라웠습니다. 잘 아물지 않던 염증이 효소 섭취 이후 현저하게 좋아져서 지금은 어디가 아팠냐는 듯이 깨끗이 나았으니까요.

효소를 섭취하며 신기한 마음에 이리저리 많은 건강정보를 살펴보다가 한 가지 중요한 사실을 알게 되었습니다. 몸에 면역력이 없어지면 외부로부터 병균이 침범하거나 몸 안에 문제가 생길 때 저항하지 못한다는 것입니다. 즉 몸이 약해지고 이곳저곳 아픈 것은 결과적으로 면역력의 문제인 것입니다.

하지만 위급한 순간 우리 가족은 효소를 만났고, 그 이후로 저희 집은 약을 모르고 사는 행복한 가정이 되었습니다.

저에게 효소라는 인연을 소개해준 친구에게 감사의 마음을 전하며, 많은 분들이 하루라도 빨리 효소와 좋은 인연을 맺어 건강한 가정을 이루시기를 바랍니다.

혈압 약에 의존하던 한 대식가의 효소 이야기

성명 : 신인식

증상 : 고혈압, 뇌경색

저는 1954년 생으로 1979년 결혼을 한 뒤 지금까지도 한결같이 80kg의 몸무게를 유지해왔습니다. 평소 쇠고기, 돼지고기, 개고기, 닭고기 등 육류를 좋아했고 그것도 고소한 비계 부분을 특히 좋아했지요. 게다가 어디 가도 지지 않는 대식가라서 식당에 가면 공기밥을 꼭 두 공기 이상 먹어야 잘 먹었다는 느낌이 들 정도였습니다.

이런 오랜 식습관이 결국은 문제로 터져 10년 전부터 저는 한번 먹기 시작하면 평생을 먹어야한다는 혈압 약을 복용해왔습니다. 그럼에도 등산과 마라톤을 하며 건강에 자신이 있다고 생각했는데, 어느 날 한 모임에 나갔다가 몸이 불편한 것을 느꼈습니다. 어쩌다가 윷놀이를 하게 되었는데 자연스럽게 쭈그려 앉기가 힘들다고 느낀 것입니다. 그래서 어정쩡하게 윷을 던지고 돌아와 의자에 의지해 앉았는데 덜컥 일이 생겼구나 하는 생각이 들었습니다.

그날 밤, 역시나 또 다른 증상이 찾아들었습니다. 갑자기 손이 저리고, 장단지에서 쥐가 나기 시작한 것이었습니다. 나아가 무릎 관절과 통풍이 와서 병원을 다니고 몸에 좋다는 약은 다 먹어보았으나 효과가 없었습니다. 그래서 '그저 나이 먹으면 다 그러려니' 생각하는 것으로 마음을 달래던 차였습니다.

그러던 2011년 1월 14일 금요일, 퇴근 시간에 저와 대화하던 동료가 다급하게 "과장님! 어서 병원에 가보셔야 할 것 같습니다."라고 말하는 게 아니겠습니까. 갑자기 제 말이 심하게 어눌해지는 것을 보고 위험 상황을 알아챈 것입니다. 그 말에 곧바로 대학병원 응급실로 향해 CT와 MRI 촬영을 했더니 그간 뇌경색이 두 번이나 왔다가 갔으며, 이번이 세 번째 발병이라고 했습니다.

놀라고 어이없는 마음을 진정하고 금, 토, 일, 월요일까지 입원 물리치료 후 처방을 받고서야 퇴원을 할 수 있었습니다. 그 후부터는 2~3개월 간격으로 담당의사의 정밀 검진을 받으며 간신히 상태를 유지했습니다.

실로 위험한 순간이었던 것은 제 일가에 이미 뇌질환 가족력이 있었기 때문입니다. 제 아버지쪽 형제 분 2남 3녀 중에 무려 3분이 뇌질환으로 고생하시다 돌아가셨으며, 두 분마저도 그 무렵 뇌질환으로 고생하고 계시던 터라 저도 조심하지 않을 수 없었습니다.

그렇게 뇌경색 진단을 받은 와중, 지인의 소개로 효소를 접하게 되었습니다. 그리고 이걸 먹니 안 먹니 하는 문제로 집사람과 거의 넉 달이나 다툰 끝에 2011년 5월 15일 체성분 분석을 하고 집사람과 함께 효소 섭취를 시작했습니다. 사실은 아내도 뚱뚱한 편은 아니지만 비가 올 즈음이면 온몸이 욱신대는 일명 '기상청'이었기 때문입니다.

사실 제 식구들의 경우는 10일씩 두 번 20일이나 섭취했는데 아무 반응이 없어서 믿지 못하는 마음에 소개한 분을 정말 힘들게도 했습니다. 집사람도 별 반응이 없어 섭취를 중지하기로 했지만, 저는 뇌질환 가족력이 있는 데다 두 번이나 뇌경색이 저도 모르게 왔다간 사실이 있기 때문에 한번만 더 섭취하기로 했습니다.

그런데 세 번째로 10일 섭취를 시작하면서 몸에 놀라운 변화가 일어나기 시작했습니다. 우선 눈에 띄게 체중이 12kg나 줄어든 것은 물론, 그렇게 심하던 통풍이 없어졌으며, 손 저림 현상과 장단지에 쥐가 나는 현상, 무릎 관절 통증도 자연스럽게 사라졌습니다. 또한 효소 섭취 전에는 운동하는 게 힘들고 귀찮았는데 그때부터는 몸이 가벼워 힘이 솟는 게 아니겠습니까.

더 놀라운 것은 평상시 치과, 이비인후과, 내과를 섭렵해도 치료 안 되던 입 냄새가 네 번 섭취 후 사라졌다는 점입니다. 결국 집사람도 이후 효소 섭취를 지속해 다섯 번 총 50일 섭취 후 지금은 건강한 몸매를 유지하고 있습니다.

기적은 거기에서 그치지 않았습니다. 그 무렵 뇌경색으로 큰 병원에 입원 치료를 하시던 고모께서 결국 의사로부터 더 이상 해 드릴 것이 없다는 말을 들은 뒤 집에서 가까운 병원으로 옮겨 치료를 하고 계신 와중이었습니다. 하지만 여기서도 병이 호전되지 않아 호스에 의지해 식물인간 같은 생활을 하시던 차였습니다.

저는 얼른 그곳을 찾아가서 제 경험을 말씀드리고 효소를 섭취하실 것을 권했습니다. 그 결과 고모께서는 지금 증상이 호전되어 지금은 휠체어를 타고 병원 밖으로 나올 수 있게까지 되었습니다.

불과 몇 달 사이에 벌어진 기적 같은 일을 주위에도 여러 번 이야기했지만 믿는 사람은 드물었습니다. 우리 사회가 얼마나 남을 신뢰하지 못하고 불신하는지를 본 것 같아 씁쓸한 마음이었습니다. 그럼에도 저는 공직자로서 제가 체험한 이 진실을 여러 사람에게 알려 많은 분들이 건강한 삶을 살기를 바라는 마음에 『믿는 사회 신뢰하는 사회가 그립다』는 신문 기고는 물론 『비만이 이렇게 무서운 병인가?』라는 기사 또한 기고하였습니다.

그리고 지금은 주위의 많은 지인들이 제 권유로 효소를 체험해 건강을 회복하고 새로운 삶을 찾아가고 있습니다. 그 모습을 보는 것만으로도 행복하고 보람찹니다.

많은 분들이 의심을 거두고 하루빨리 효소를 체험하여 더욱 건강한 삶을 되찾았으면 하는 바람으로 이 글을 씁니다. 그 대단하다는 권력자 북한의 김정일도 결국은 내부 권력 투쟁이 아닌 심근 경색으로 세상을 떴습니다. 돈도 명예도, 권력도 건강을 이기지는 못하는 것임을 우리 모두가 명심했으면 합니다.

Before

After

힘겨웠던 호전반응 끝에 새로운 삶을 만나다

성명 : 주민숙

증상 : 과로, 소화 배설 장애, 혈액순환 장애, 수면 부족, 두통, 어지러움, 부정맥

16년 동안 교직에 몸담으며 여러 신경을 쓴 탓인지, 평소에도 저는 무거운 피로와 불면증에 시달려왔습니다. 그러던 2010년은 제게 더 큰 고비를 안겨주었습니다. 유난히 자잘한 사건사고가 많아서 일처리에 매이다가, 10월경부터는 서 있기만 해도 어지러운 증상이 찾아왔지요. 3일을 잠 못 자고 비행기를 타다가 내리면 이 정도가 아닐까 하는 생각이 들 정도였습니다.

상황은 점차 심각해졌습니다. 먹은 것을 배설하지 못하는 증상, 가만히 서 있기만 해도 몸이 휘청거리는 증상, 음식을 먹으면 곧바로 토하는 증상, 심각한 불면증 등이 연달아 찾아왔습니다. 결국 직장에도 사표를 쓰고 내과 가정의학과, 한의원, 대학병원, 대체의학 병원을 다녀보았지만 딱히 병명도 듣지 못한 채로 한 달가량을 링거와 태반주사, 한약, 침, 영양제로 버티는 것 외에 별다른 방법이 없었습니다.

그러다가 드디어 약 10일 정도 음식을 먹지도 배설하지도 못하는 최악의 상태가 찾아왔습니다.

위, 대장 내시경을 하려고 하니 의사 선생님께서는 이 상태면 내시경 도중에 사망할 수도 있다고 하시더군요. 그럼에도 용기를 내서 모든 검사를 마쳤지만, 소화 배설 문제는 해결되지 않았습니다.

거의 석 달을 죽은 것처럼 보내던 중에 신뢰하는 교회 권사님이 찾아오셨습니다. 상황이 이 지경이 될 때까지 뭘 했냐고 안타까워하시면서 효소 10일 프로그램을 권하시더군요. 오랫동안 신뢰하던 분이라 어차피 다른 음식도 못 먹는 차에 못 먹을 이유가 있겠냐 싶었습니다. 그래서 한 번 먹어보자 하는 심정으로 효소를 받아들었습니다.

섭취 후 첫째 날, 둘째 날, 셋째 날은 그야말로 지옥이었습니다. 밤새 두통과 불면증이 너무 심해서 절로 울음이 터져 나오고 수없이 하나님께 기도하고 매달렸습니다. 그런데 나흘 째 되는 날 놀라운 일이 벌어졌습니다. 지난 10년을 통틀어 가장 깊고 긴 단잠을 자게 된 것입니다. 다음 날 눈을 떠서 집안을 훑어보는데 저도 모르게 입이 떡 벌어졌습니다. 두통 때문에 늘 흐려 보이던 가구들이 선명하게 보이고, 가족들의 얼굴도 오래 쳐다볼 수 있었기 때문입니다.

그렇게 잠 문제가 해결되니 이번에는 발가락이 불덩이처럼 뜨거워지는 증상이 나타났다가 금방 가라앉았습니다. 그리고 5일째 되는 날 머리를 감다가 깜짝 놀랐습니다. 저는 15년간 악관절 디스크를 앓아왔습니다. 이 때문에 늘 머리가 두부처럼 말랑말랑하고 불편해서 잠이 들 때면 꼭 남편에게 두피마사지를 부탁했지요. 그런데 이날 머리를 만져보니 돌처럼 딱딱해져 있었습니다. 돌이켜보니 지난 이틀간 남편이 머리를 만져주지 않아도 잘만 자고 있었습니다. 어깨의 만성 견통도 6일째가 되니 한결 가벼워졌고요.

그렇게 일주일이 지나고 7일째, 놀라운 생각이 떠올랐습니다. 바깥에 나가기조차 싫어하던 제가 외출을 하고 싶다고 생각하고 있었습니다. 그자리로 옷을 갈아입고 밖으로 나갔는데 신기하게도 계단을 오르내리는 것이 전혀 힘들지 않았습니다. 마치 눈앞을 덮고 있던 어두운 막이 하나 걷히는 기분이었습니다.

그날 만난 지인들께서 혈색이 한결 좋아 보인다며, 날씬해졌다고 하시기에 혹시나 하고 그날 저녁 체중을 재보니, 5kg이 빠져 있더군요. 두 달 동안 못 먹고 못 자고 입원과 퇴원을 반복해도 고작 2kg이 빠졌는데 푹 쉬면서 5kg이나 빠졌다니 신기할 뿐이었습니다.

사실 호전반응이 너무 힘들어 열흘이 지나면 그만 먹어야지 했던 효소였습니다. 하지만 병원에서 검사와 치료로 500만 원 이상 들고 그 고생을 했는데도 효력을 보지 못했는데, 조금 더 먹는다고 뭐가 손해겠나 싶었습니다. 그렇게 해서 계속 효소 섭취를 병행하면서 효소라는 것이 왜,

어떻게, 내 몸을 변화시켰는지 궁금한 생각이 들었습니다. 신기하고 놀라운 마음에 의학서적도 읽어보고, 효소 전문 책자를 읽어보며 더 많은 것을 배우게 되었지요.

사실 제 몸의 변화와 치유 경험을 여기에 다 기록하는 것은 무리일 것입니다. 다만 저는 이 경험을 사랑하는 많은 분들과도 나누고 싶어서 이 글을 씁니다.

저도 처음에는 효소의 힘을 믿지 못했지만, 체험을 끝낸 후에는 이것이야말로 하나님이 제게 주신 위로의 선물이자 기회의 통로라는 생각을 하게 되었습니다. 이제는 가정에서도 아프다는 소리 안 하는 건강한 엄마로서 아내로서 살게 되었습니다. 나아가 여러 바쁜 일들로 몸을 혹사시켜 건강을 잃어가는 분들을 제 경험에 비추어 안타깝게 바라보며 그분들에게도 효소를 전하러 다니고 있습니다.

많은 분들이 효소를 통해 다시 건강을 찾아 자신의 삶에 주어진 사명을 다 이룰 수 있기를 소원합니다.

'건강한 삶'이라는 꿈을 효소로 이뤄내다

성명 : 정영훈

증상 : 고지혈, 고혈압, 당뇨

저 역시 많은 분들과 마찬가지로 효소를 만나기 전과 후의 삶이 완전히 달라진 사람 중에 하나입니다. 평소 질병에 대해서는 큰 걱정을 하지 않았고 자신이 있었던 터라 크게 신경 쓰지 않고 살아오다가, 결국 고지혈과 고혈압, 당뇨라는 무서운 복병들을 만나게 되었지요.

다른 이유도 많았겠지만 평소 신경을 많이 써야 하는 직업을 가지고 스트레스를 많이 받았던 게 원인이 아닐까 싶습니다. 식습관 또한 그다지 좋지는 못해서 3년 전 효소를 만나기 전까지만 해도 제 체중은 77kg를 육박했습니다. 몸이 무겁다 보니 운신하는 것도 쉽지 않았고 거울을 보면 무기력한 생각이 들었습니다.

그리고 3년 전 효소를 처음 만났습니다. 아는 분께서 효소를 한번 먹어 보면 어떻겠냐고 권해오신 것입니다.

평소 건강에 대해 풍부한 지식이 있던 것도 아니어서 반신반의했던 것이 사실이지요. 하지만 한 번 믿어보자는 심정으로 효소 해독 체험을 한 뒤 지금 저는 허리 32인치에 체중은 무려 17kg이 줄어든 61kg이 되었습니다. 불필요한 체지방이 줄어드니 비만으로 인한 질병이라 해도 과언이 아닐 고지혈과 고혈압, 당뇨 또한 많이 개선되어 현재까지 3년 넘는 게 병원 근처도 안 가고 정상적인 삶을 누리고 있습니다. 건강을 저축이라고 말하시던 많은 분들의 말씀, 이제야 실감이 갑니다.

앞으로도 효소와 함께 건강한 삶을 누리는 것이 저의 꿈이 되었습니다. 효소를 아직 모르고 계신 분들에게 찬찬히 살피고 공부하여 효소의 놀라운 효능과 만나보시라고 권하고 싶습니다.

Before

After

효소로 찾은 제 2의 인생

성명 : 김윤희

증상 : 우울증, 섬유성 골이형증

2009년 5월 어느 날 가까운 지인이 전화를 걸어왔습니다.

"몸이 안 좋은 것 같으니 체성분 검사 하러 가자"는 것이었습니다. 나는 싫다며 잘라 말했지만 끈질긴 권유로 가겠다는 약속을 했습니다. 하지만 그래놓고도 내키지 않아 약속을 3번이나 취소하다가 결국 갔습니다.

사실 크게 기대한 게 아니었기 때문에 검사 결과를 열심히 설명해주시는 데도 듣는 둥 마는 둥했습니다. 저는 왼쪽 턱관절이 내려앉아 염증이 생겨서 정기적으로 검사를 받던 차였고 오후에 경희대병원 구강내과에 예약이 되어 있던 터라 예의상 상담 때 먹었던 효소 차를 "한 세트만 주세요." 해서 얼른 사무실을 빠져나왔습니다.

그런데 1시간 후 상상도 못할 일이 벌어졌습니다. 갑자기 왼쪽 턱관절이 욱신거리기 시작했습니다. 혹시 상담 때 뭘 잘못 먹었나 싶어서 아까 상담해주신 분께 연락했더니 혹시 턱관절이 안 좋냐면서 "효소는 우리 몸속에서 염증이 있는 부위부터 제일 먼저 찾아간다고." 하셨습니다. 신기하고 깜짝 놀랐습니다. 효소 차를 종이컵에 3잔 마셨을 뿐인데 이런 효과가 날 것이라고는 생각도 못했기 때문입니다. 평소 건강식품이라고는 비타민도 안 먹던 제가 결국은 10세트 주문해서 정말 열심히 챙겨먹었습니다. 처음 효소 프로그램 시도는 기초대사량이 워낙 낮아 4일 만에 포기했고 워밍업이라 생각하고 그냥 열심히 먹기만 했습니다.

그런데 어느 날 소파에 앉아있는데 항문을 바늘로 콕콕 찌르는 것 같은 통증이 와서 30분을 꼼짝없이 진땀을 뺐습니다. 그런데 그 순간 17년 전 치질 수술을 했던 기억이 났습니다. 게다가 며칠 지나지 않아 혈변도 봤는데, 신기한건 그 아픔도 어느 정도 시간이 지나자 언제 그랬냐는 듯이 사라졌다는 것입니다. 이게 바로 호전 현상이구나 생각했지요.

그렇게 효소를 만나면서 저는 새 삶을 찾았습니다. 한때 저는 우울증이 너무 심해 삶을 포기하고 싶을 정도로 고통스러운 시간을 보냈습니다. 정신과 진료도 6개월 이상 받아야 했지요. 게다가 16년 전에는 왼쪽 다리가 너무 아파서 X레이를 찍어보니 왼쪽 대퇴부 뼈에 실금들이 가 있었습니다. 섬유성 골 이형성증이라는 병이었습니다. 결국 저는 입원해서 한 달간 다리에 추를 달고 침상 생활을 했고, 한달 후 7시간이 걸린 대수술 끝에 왼쪽 다리에 쇠를 박아야 했습니다.

그러다가 수술한 다리가 생각나서 골밀도 검사를 했더니 수술한 왼쪽 다리는 90대 노인 다리, 오른쪽은 60대 노인 다리라고 하더군요. 그래서 칼슘 주사를 맞기 시작했는데 속도 미식거리고 머리도 아프고 변비도 왔습니다. 난 왜 평생 이렇게 아파야 하나 생각하니 살고 싶은 마음이 사라졌습니다. 그리고 이제 제게도 새로운 희망이 보입니다. 효소요법을 3차 가까이 시행한 이후 지난 3월 골밀도 검사를 해보니 정상수치였습니다. 이보다 더 기쁜 일이 있을 수 있을까요. 3월 중순 체성분검사표에서 골격근 그래프가 늘어나 있는 걸 확인하니 날아갈 것 같은 기분이었습니다. 또한 올 2월 부인과 검사하면서 갑상선 초음파도 함께 보았는데 아팠던 갑상선도 좋아졌다는 얘기에 너무 기뻤답니다.

그간 효소에 대한 믿음으로 꾸준히 먹은 것이 큰 다행이라고 생각합니다. 지금 저는 주위에서 놀랄 정도로 에너지가 넘치는 삶을 살고 있습니다. 효소에 대한 믿음이 없었다면 지금의 제 모습은 상상도 못했을 테니 효소는 신이 주신 이 시대의 마지막 선물 같다는 생각이듭니다.

이제 저는 효소를 만나 제2의 인생을 살고 있습니다. 모든 여자들의 로망인 S라인도 생기고 식구들에게 짜증을 많이 냈는데, 이제 식구들도 너무 좋아졌다고 인정할 정도로 잘 웃고 다닙니다. 10년간 강남까지 가서 받았던 피부 마사지도 효소를 먹으면서 딱 끊었답니다. 내 몸에 해로운 독소를 빼고 나니 이렇게 가벼울 수가 없답니다. 이렇게 저는 효소를 만나서 행복한 여자가 되었습니다.

몸 안의 독소 제거로 암 후유증을 극복하다

성명 : 강민주

증상 : 유방암, 고도비만, 림프부족

    저는 주부로 건강검진을 통해 유방암 진단을 받았습니다. 갑작스러운 암 판정에 모든 것을 정리하고 현대의학에 의존해 병원 치료를 받게 되었습니다.

    하지만 생각보다 암 부위가 넓고 병세가 깊어서 곧바로 종양 제거 수술은 하지 못하고 수술 전에 항암 약물 치료를 4차까지 받고, 왼쪽 가슴과 겨드랑이 림프절까지 제거해야 했습니다. 또한 그 큰 수술을 받고 나서도 8차례나 항암제를 투여하고 방사선 치료까지 해야 했지요. 하지만 다행히도 그나마 종양이 제거된 덕에, 이제부터는 식이요법에 충실하고 적당한 운동으로 건강을 회복하겠다고 다짐했습니다.

    그러나 수술 후유증은 너무 컸습니다. 당시 163cm에 84kg였던 몸이 점점 불어나 89kg에 육박하더니 절개 수술한 한쪽 팔뚝은 점점 부어 코끼리 팔처럼 흉하게 변해가기 시작했습니다. 나중에는 팔이 너무 저리고 행동이 부자유스러워 16일간 병원에 입원까지 해야 했음에도 별다른 효과도 없이 병원에서 살을 빼야 한다는 경고만 받았을 뿐입니다.

그러던 중 절친한 친구에게 고민을 얘기했더니, 요즘 효소 해독 프로그램을 통해서 비만치료도 하고 질병까지도 해결되는 사람들이 많다고 했습니다. 그 말을 듣자 '아, 이거다!' 하는 마음이 들었습니다. 그래서 곧바로 마음먹고 체성분 검사를 하고 상담을 받았더니 워낙 몸의 균형이 좋지 않아 곧바로 2개월간 일반식과 병행하며 진행하자고 했습니다.

이후 곧바로 저는 2010년 3월 3일부터 3월 23일까지(20일간) 1차 대체식을 하고 1주일간 보식기간을 가진 후, 3월 29일에서 4월 7일까지 2차 대체식까지 마쳤습니다.

결과는 놀라웠습니다. 88kg이였던 체중이 76kg으로 줄었으며 체지방도 20.5kg에서 13kg으로 7.5kg 감량된 것입니다. 왼쪽 팔 둘레도 오른쪽 팔에 비해 5cm가 더 굵었던 것이 2cm가 줄어들었으며, 허리 요통 및 무릎 관절 통증도 많이 완화되어 하루 한 시간씩 걷게도 되었습니다.

효소의 힘을 처음에는 반신반의했던 것이 이상할 정도입니다. 오랜 세월의 고통을 덜어준 효소 덕에 요즘 저는 생활에 큰 활력을 느끼며 새 인생을 맞이하는 기쁨으로 나날을 보내고 있습니다. 이 자리를 빌려 효소를 소개해준 친구에게 감사의 인사를 전합니다.

두 다리로 걸을 수 있다는 행복

성명 : 이윤선

증상 : 소아마비 후유증

저는 평생의 3분의 1을 병원에서 지내왔습니다. 따라서 효소가 제 삶에 이렇게 많은 변화를 안겨 주리라고는 상상도 못했던 게 사실입니다.

저는 59살 주부로서 첫돌 한 달 전 소아마비로 왼쪽 다리에 장애를 얻었습니다. 그간 34년을 한복 바느질을 하다가 대수술을 하고 난 뒤 체중이 급격히 늘어나면서 오른쪽 다리 고관절, 퇴행성 무릎관절, 발목에 심한 통증, 척추 디스크로 걷기가 힘든 상태에까지 이르렀습니다.

집안에 들어오면 엉금엉금 기어 다니고 왼쪽 다리에 힘이 없어 외출하면 잘 넘어지곤 했습니다. 또한 바느질을 하면서 잠 안 오는 약인 타이밍을 영양제처럼 먹어가면서 일을 했더니 간, 위, 비장, 대장이 많이 나빠지고 비염도 심했습니다. 이 때문에 음식도 잘 섭취하지 못하는 상황에서 토하고 설사까지 했고, 요실금 때문에 수술 직전까지 갔습니다. 또한 1998년 안면 와사풍 때문에 머리 밑이 물렁물렁하면서 머리가 빠지기 시작했고, 한의원 치료를 잘못 받아 오른쪽 얼굴은 마비 상태였으며, 왼쪽 입가는 음식을 먹으면 음식물이 흘렀습니다. 말 그대로 온몸이 병마에 시달릴 대로 시달린 터였습니다.

부위별 근육발달

	이 하 정 정 이 상	SLM	SLM/I, SLM × 100%
		ECF/TBF	ECW/TBW
팔	83% 2.17	0.344	0.392
른 팔	84% 2.19	0.343	0.391
다 리	69% 4.97	0.360	0.408
른 다 리	80% 5.73	0.360	0.408
몸 통	16.24	0.360	0.407

부위별 근육발달

	이 하 정 정 이 상	SLM	SLM/I, SLM × 100%
		ECF/TBF	ECW/TBW
왼 팔	89% 1.99	0.344	0.393
오 른 팔	90% 2.00	0.344	0.393
왼 다 리	74% 4.56	0.360	0.409
오른다리	85% 5.25	0.357	0.406
몸 통	90% 15.10	0.356	0.402

그러던 와중 효소를 먹으면서 몸이 크게 변하기 시작했습니다. 심각했던 간, 위, 비장, 대장의 건강이 정상으로 회복되기 시작하더니 소아마비를 앓은 다리에서도 놀라운 반응이 일어났습니다. 발가락 끝에서부터 감각이 돌아오면서 무릎 위 혈관이 팔딱팔딱 뛰기 시작했습니다. 또한 호전반응으로 무릎이 잠시 아팠지만 다리 전체에 따뜻한 온기가 돌면서 다

리에 힘이 생겼습니다. 효소를 먹기 전에는 왼쪽 다리 근육 수치가 69였는데 효소 섭취 20일 후 근육 수치도 74로 늘어났습니다.

Before　　　　　　　　After

이처럼 제 몸에 많은 변화를 선물한 효소에게 정말 눈물겨운 감사를 전하지 않을 수 없습니다. 이는 저 자신에게도 다행한 일이지만, 이런 건강 상태만 유지하면 사랑하는 자식들에게 짐이 되지 않을 수 있다는 게 더없이 고맙습니다.

두 다리로 걸을 수 없다고 생각할 때 어둡게만 느껴지던 미래에도 이제 햇볕 한 줌이 비치는 느낌입니다. 저에게 새 생명을 선사한 효소 제조자 분께 감사를 전합니다.

사위가 건네준 기적의 효소

성명 : 김옥순(엄마)

증상 : 디스크, 갑상선 질환

저는 이 효소 제품을 사위로부터 소개받았습니다. 딸아이가 효소를 먹고 12kg 감량하고 건강해지는 걸 본 사위가 장모인 저에게도 권한 것입니다. 저는 사위가 시키는 대로 10일 동안 섭취를 하면서 체중을 무려 5kg 정도나 감량할 수 있었습니다.

그런데 그보다 신기한 건 재작년 사고로 허리를 다쳐서 두 번 수술 후에 왔던 디스크와 다리 통증, 어릴 때부터 평생 안고 살아온 갑상선의 고통이 줄어들기 시작한 것입니다. 이런 변화가 너무 신기해서 결국 20일을 더 하기로 했습니다.

그러자 갑상선이 점점 작아져서 엄청나게 부어 있던 목둘레가 줄면서 목선이 드러나기 시작했습니다. 그렇게 총 40일을 효소로 대체식을 한 결과는 믿을 수 없을 정도였습니다. 가장 먼저 체중이 9kg 감량되었고 허리가 펴지고 다리에 쥐가 나던 것도 사라지고 갑상선 붓기가 3분의 2

정도가 줄어 목이 가늘어졌습니다.

40일 효소 체험을 끝내고 저는 평생 목에 두르고 다니던 스카프를 풀 었습니다. 목이 굵어 항상 감추고 살아온 세월을 지워버리고 자신 있게 목을 드러낼 수 있어서 행복하고 감사한 마음뿐입니다.

Before   After

젊은 시절의 몸매를 되찾아준 효소

성명 : 유미현

증상 : 허약체질

저는 어릴 때부터 몸이 약했다가 결혼 후에 임신을 하게 되면서 더욱 약해졌습니다. 또한 두 아이를 낳으면서 산후 조리도 제대로 못했습니다. 몸이 너무 약해 살림도 못할 지경이 되자 남편이 흑염소를 해주었는데, 감사히 먹고 난 것도 잠시, 그 이후로 심각하게 살이 찌기 시작했습니다. 갑자기 몸이 불어버리니 소화도 안 되고 뒷목, 뒷골, 왼쪽 반신에 힘이 없고 맷돌 한 장을 메고 다니는 듯 무겁고 아팠습니다.

결국 저는 지금까지 안 해본 다이어트가 없을 정도로 계속 다이어트를 시도했고, 그런데도 체중은 전혀 줄지 않고 요요만 계속해서 경험했습니다. 그렇게 거의 포기 상태에 다다른 2009년 6월 초 운 좋게도 효소 제품을 만나게 되었습니다.

당시 매일 저녁 효소차를 마시고 잤을 뿐인데 아침에 뒷목이 당기고 아픈 증상이 줄어드는 게 아니겠습니까? 그게 너무 신기해서 일주일 정도를 더 먹었는데 체중이 2kg나 줄어서 너무 놀랐습니다.

그 결과 저는 본격적으로 효소 대체식을 시작했고 그렇게 10일을 하면서 체중이 6kg이 줄었습니다. 또한 2차,3차 체험 후에는 총 12kg이 줄어서 어느새 몸이 솜털처럼 가벼워졌습니다. 요즘 저는 새벽 일찍 눈을 뜰 뿐 아니라 온종일 돌아다녀도 피곤하지가 않습니다.

옷 사이즈가 77에서 55로 줄어드니 옷가게를 가면 아무 옷을 입어도 잘 맞게 되었습니다. 건강해지고 날씬해지도록 도와준 효소는 노벨상 감이라 할 정도로 신기합니다. 효소의 기적을 만나게 된 저는 행운을 만난 것과 다름없습니다.

효소 전도사로 살아가는 새로운 삶

성명 : 한경희

증상 : 고혈압, 관절염, 고지혈, 천식

저는 사회복지사, 평생교육사이자 지역건강보험공단 등급 판정위원으로 일하고 있는 한경희라고 합니다. 최근 우리나라의 경우도 성인병과 희귀병 등 의학으로도 고칠 수 없는 질병 발병률이 높아졌습니다. 이 때문에 의료 보험료도 계속 상승세라 젊은 세대들이 내는 보험료가 말 그대로 허리가 휠 정도가 되었지요. 이처럼 높은 보험료를 줄이는 방법은 하나입니다. 사회적으로 모두가 미리 병에 걸리지 않도록 하는 예방의 중요성을 깨닫는 것이지요.

저는 46년생으로 초등학교 4학년을 중퇴하고 59년 동안 힘겨운 세상 풍파와 싸우며 살아왔습니다. 그렇게 열심히 살아온 대가로 자식들을 모두 출가시키고 손자 손녀를 키우며 '행복이 이런 것이구나' 느껴가던 와중에 새로운 계기가 찾아왔습니다. 할머니를 부끄러워하는 듯한 다섯 살 어린 손자의 말에 충격을 받아 2005년 3월부터 검정고시 공부를 시작하게 된 것이지요.

　뒤늦게 시작한 공부였지만 나날이 배움의 즐거움을 느낀 덕에 2년 만에 초, 중, 고 검정고시를 합격하고 그 이듬해 대학교 사회복지과를 들어간 뒤, 4년 후에 사회복지사 등 여러 가지 교육 자격증을 20여 개 따게 되었지요. 이후 이런 제 인생 여정을 수기로 써서 대상도 받고 여러 방송에 출연한 후 강의도 다니며 또 다른 행복을 누릴 즈음이었습니다.

　하지만 젊어서 잘 돌보지 못한 건강이 결국에는 문제로 터지더군요. 고혈압, 관절염, 고지혈, 천식 등 그 외의 여러 고질병에다 키 151cm에 72kg인 비만으로 다리를 쓰지 못해 수없이 병원 신세를 지게 된 것이지요. 그런데 어느 날, 병원에 가던 중 지하철에서 좋은 인연을 만나게 되었습니다. 일주일 안에 효소 섭취로 다리가 좋아질 수 있으니 꼭 찾아 달라 하시기에 결국 천편일률적인 병원 진단을 뒤로 하고 그 인연을 만나 뵈었고, 그분 소개로 많은 분들의 체험과 이야기를 듣게 되어 효소 10일 체험을 긍정적으로 받아들이게 된 것입니다.

　그렇게 몸 안의 독소를 빼는 효소 섭취를 시작한 지 5일 만이었습니다. 그분의 말씀대로 불편한 다리가 많이 좋아지기 시작했습니다. 게다가 고작 10일 만에 5가지의 고질적인 병원 약을 서서히 줄이다 과감히 끊게 되었지요.

　세상에 이런 일도 있나 싶어 궁금한 마음에 더더욱 효소에 대해 알아보게 되었습니다. 이후 수많은 체험담을 듣고 저 역시 좀 더 효소와 가깝게 지내기로 마음먹게 되었고, 그 결과 한 달 만에 체중이 무려 10kg이 빠졌습니다. 나아가 처음에는 이상한 걸 먹는다고 부정적이던 제 자녀들도 저의 변화를 목격하고는 모두 효소 신봉자가 되었고, 그 덕에 다들 건강을 되찾고 아름다운 몸매를 유지하게 되었습니다.

저의 꿈은 사회복지를 위해 타인에게 기쁨과 건강 그리고 꿈과 희망을 전하는 것입니다. 그 건강과 희망과 꿈은 긍정적으로 믿고 받아들이는 분들에게는 빨리 다가가지만, 부정적으로 외면만 하시는 분들에게는 뒤늦게 찾아갑니다.

꿈과 희망도 마음먹기 달렸다는 것을 저는 효소를 만나면서 깨닫게 되었습니다. 모든 분들이 긍정적인 마인드를 가지면 소원을 이룰 수 있다는 것을 잊지 마시고, 자유롭게 움직일 수 있을 때 더 긍정적인 마음으로 건강과 행복을 찾으시기를 기원드립니다.

교통사고 후유증의 깊은 터널을 빠져나오다

성명 : 박신숙

증상 : 교통사고로 인한 외상

저는 오랜 시간을 식당을 운영하면서 보냈습니다. 거의 20년 가까운 시간이었지요. 그야말로 먹고 살기 위해 일요일도 쉬지 않고 열심히 일하는 나날들이었습니다. 덕분에 2남 1녀를 잘 가르쳐서 1남 1녀는 결혼까지 시키고 나니 너무 힘들어 식당 일을 내려놓고 싶더군요. 그래서 결국 식당을 내놓고 1년 정도 쉬고 다시 하리라 마음먹게 되었습니다.

하지만 두 달 정도를 쉬다 보니 몸이 근질근질하고 재정적으로도 여유가 없어지더군요. 놀면 무엇 하나 하는 마음에 다시 일을 구해서 다니기 시작했습니다. 그러던 어느 날, 생각지도 못한 재앙이 저를 덮쳤습니다. 일을 하러 가기 위해 버스를 기다리는데 새벽녘 술에 취한 운전사가 탄 영업용 택시가 인도로 달려와 저를 받아서 그대로 은행 벽에 찍어버렸습니다. 그 사고 현장을 목격한 사람들 사이에서는 제가 죽었다고 소문이 났을 만큼 큰 사고였습니다.

그 사고로 저는 무려 1년 6개월을 병원에 입원했습니다. 외상이 얼마나 심했던지 퇴원 즈음 물리치료 선생님이 "아주머니는 살을 빼지 않으면 못 걸어 다니실 겁니다. 체중에 신경 쓰세요."라고 신신당부를 했습니다. 사고로 오른쪽 허벅지 다리 근육이 반 정도 끊어졌는데, 일단 그렇게 끊어진 근육은 잘 이어지지 않는다고 했습니다. 이제 어떻게 살아가나 걱정을 하던 무렵 아는 분을 통해 효소를 만났습니다. 나머지 입원 기간이 한 달 정도였기에 병원에서 비우기 20일, 채우기 10일을 해보기로 마음 먹었지요. 그리고 놀랍게도 그 결과 10kg를 감량할 수 있었습니다.

또한 근육을 이어놓은 핀을 빼게 됐을 때도, 저는 간호사님께 약은 필요 없으니 주지 말라고 한 뒤 열심히 효소만 먹었지요. 그리고 얼마 후 놀라운 일이 일어났습니다. 근육을 꿰매놓은 핀이 톡톡 튀어 올라오는 게 아니겠습니까? 그 회복 속도를 보면서 효소의 효과가 이렇게 좋다는 것을 새삼 느꼈답니다.

이후 저는 장애 판정을 받긴 했지만 이제 겉으로 보면 잘 모를 정도입니다. 이 모든 게 꾸준히 효소를 섭취한 결과임을 저는 조금도 믿어 의심치 않습니다. 교통사고가 크게 나면 나타나는 후유증도 아직은 없습니다. 어려운 시기, 저를 지켜준 효소에게 감사하며 아무리 어려운 일이 있더라도 건강하고 행복하게 살 것을 다짐해봅니다.

항생제로 이어온 삶을 효소로 극복하다

성명 : 정찬권

증상 : 20년 만성 비염, 피부 건선, 역류성 식도염, 대상포진

저는 근 20년간 만성 비염을 앓아왔습니다. 날이 건조하거나 황사라도 일면 그야말로 하루하루가 고통이었지요. 나아가 피부 건선도 심하고, 역류성 식도염과 대상포진 등 면역력이 약해지면 걸리는 질병은 모두 걸려본 것 같습니다.

그러던 2010년 2월, 우연찮게 효소를 만나 10일 체험을 시작했습니다. 그런데 섭취 2일째가 되자 생각지도 못한 변화들이 나타났습니다. 겨울 무렵이면 항상 피부 건선으로 인한 각질이 심했는데 섭취 2일째가 되자 피부가 다소 맑아지는 것 같았습니다. 또한 알레르기성 비염으로 인해 같은 감기에 걸려도 증상이 아주 심하고 가래와 콧물이 심했는데, 이후 3일 동안 기침이 심하게 나더니 그 다음부터는 증상이 차츰 좋아지는 게 아니겠습니까?

나아가 이 무렵 종아리 부근에 대상포진까지 찾아와서 근 한 달 동안

항생제 주사를 맞으며 아침 저녁으로 엄청난 양의 항생제를 먹는데도 한 달이 되도 차도가 없어 실망하던 차에 효소식 3일째부터 통증 부위가 조금씩 좋아지면서 10일째에는 완전히 회복해 상처 부위 딱지가 떨어지게 되었습니다.

근 10년간 저를 괴롭히던 역류성 식도염도 마찬가지입니다. 저는 10년 전부터 야간 일을 시작하면서 식사 시간이 일정치 않고 새벽 식사 후 바로 자는 일이 잦아졌습니다.

역류성 식도염도 이 때문에 발생한 듯한데 식사를 하면 종일 트림을 하며 위장이나 목이 아픈 증상이 계속되었습니다.

그런데 이 증상이 효소 체험 20일이 지나자 서서히 좋아지기 시작해서 지금은 거의 사라진 상태입니다. 체중 감량도 놀라울 정도였습니다. 1차 10일 체험 때는 체중이 76kg이었으나 68kg으로 8kg를 감량했고, 160, 100이었던 혈압도 108, 67로 좋아졌습니다.

그리고 30일 체험을 마친 뒤에는 몸무게가 63kg으로 총 11kg를 감량 했습니다. 이중에 체지방은 8kg가 감량되었고요. 그리고 체험 2년이 지 난 지금도 요요현상 없이 건강하게 잘 지내고 있습니다.

우리 부부의 건강은 효소가 책임진다

성명 : 현순자

증상 : 간 질환, 수술 후유증

3년 전 어느 날이었습니다. 아는 언니 분이 저에게 효소를 권해오셨습니다. 하지만 당시만 해도 건강에 크게 이상을 느끼지 않았던 터라 정중히 거절했지요.

그런데 어느 날 남편이 건강 진단을 받던 중 간 CT 촬영에서 문제가 발견되었습니다. 간 안에 담석이 촘촘하게 무려 48개가 박혀 있어서 이미 간이 제 기능을 잃었다는 것입니다. 이 말을 듣고 남편도 저도 큰 충격을 받았습니다. 이후 남편은 3개월 동안 기다렸다가 입원을 하고 개복 수술을 받았습니다. 간에 있는 우엽과 좌엽 중에 우엽을 잘라내고 쓸개까지 떼어내게 되었지요.

수술이 끝난 후 남편은 너무나 고통스러워했습니다. 얼굴과 팔다리가 퉁퉁 붓고 누가 봐도 병색이 완연했지요.

그리고 이 소식을 들은 잘 알고 지내던 언니가 다시 한 번 연락을 해왔습니다.

"동생, 내 말 잘 들어. 사람이 죽어 가는데 내가 이런 거 가지고 거짓말 하겠어. 지금 동생 남편 살리려면 일단 해독부터 하고 봐야지. 속는 셈치고 효소 체험 해봐."

다급한 마음에 저는 그러겠노라 했고 당장 달려온 언니로부터 효소를 전해 받았습니다. 그런데 그렇게 벼랑 끝에서 먹게 된 효소가 남편과 저에게는 너무 큰 도움이 되었습니다. 간 기능이 떨어지는 남편은 몸이 붓고 무기력증에 빠진 것은 물론 운동을 제대로 할 수 없어 체중까지 늘고 있던 차였습니다. 그런데 효소를 섭취한 결과 남편은 한 달 만에 10kg를 감량했고 그중에 체지방은 7kg이나 줄어들었습니다. 몸이 깨끗해지니 수술 후 부었던 몸도 차분하게 가라앉고 얼굴에도 혈색이 돌기 시작했고요. 무엇보다도 통증 때문에 잠도 제대로 자지 못했던 남편이 효소를 섭취한 후로는 숙면을 취하고 있습니다.

그런데 혜택은 남편만 본 것이 아닙니다. 남편의 병세가 호전되는 것이 신기해 저 역시 효소를 섭취하게 된 것입니다. 그 결과 저는 한 달 만에 12kg 감량에 체지방을 7kg 뺐고, 나아가 병원에 여러 번 다녀도 낫지 않던 심각한 피부 가려움증과 딸기코 증상이 깨끗하게 사라졌습니다.

최근 우리 부부는 나날이 효소 사랑이 대단해지고 있습니다. 남편은 효소를 만난 뒤부터는 구름 속에서 자는 것처럼 잠이 편안하고 발이 가

법다고 말합니다. 동시에 그간 너무 미련하게 살았다는 생각이 든다며 앞으로는 더 건강에 신경 쓰자고 말합니다. 저 역시 요즘에는 사명감을 가지고 많은 분들에게 효소의 힘을 전달하고 있습니다. 효소를 만나시는 모든 분들께서 행복하고 건강한 나날들을 보내시기를, 나아가 효소의 힘을 더 많은 분들에게 전달해주시기를 바라봅니다.

Before

After

호기심으로 되찾은 건강

성명 : 김유리

증상 : 저혈압, 하체마비, 만성피로

2008년 9월까지만 해도 저는 키 152cm에 체중은 72kg가 나가는 상황이었습니다. 그야말로 건강 상태가 엉망이라고 할 정도였지요. 저혈압에 만성피로와 손발 저림, 하체 마비증상, 손발 차가움 등 지나친 과체중에서 오는 증상이란 증상은 모두 달고 있었고, 길을 걷다가도 쉽게 넘어져서 무릎은 상처 투성이었지요. 게다가 가슴보다 배가 더 나와서 그야말로 타이어를 두른 것 같은 외양이었습니다. 이런 외모 때문에 저는 여자로서의 삶은 그다지 행복하지 못했습니다. 외모가 뚱뚱하니 고등어 중간 토막 닮았다는 이야기를 듣는가 하면, 뒤뚱뒤뚱 걷는 모습 때문에 오리라는 별명으로도 불려봤습니다.

상황이 이렇다 보니 다이어트 경험도 많았던 게 사실입니다. 한번은 다이어트를 하다가 응급실에 실려 간 적도 있었고요. 그런데 이런 다이어트 욕심이 저의 건강 상태를 바꿔놓으리라고는 상상치 못했습니다.

사실 처음 효소를 만났을 때는 어차피 이것도 다이어트이려니 그저 그럴 거라고 생각했지요. 하지만 여자의 호기심이란 게 "그래도 한번 도전해볼까"로 결론지어졌어요. 그런데 처음 섭취 후 3일이 지나면서 체중이 하루에 1kg씩 빠지는 걸 눈으로 보자 너무 신이 나고 재미있었습니다. 그렇게 10일이 지나자 7kg을 감량했고, 다시 10일을 섭취하고 나니 11kg 감량. 다시 30일 체험하고 60일을 채우기를 하고 나니 지금은 무려 20kg가 감량된 상황입니다. 지금은 체중 유지에 더더욱 신경 쓰며 지내고 있습니다. 당연히 혈압은 정상이고 손발 저림, 만성피로, 하체 마비 증상 모두가 완화되어 건강하게 즐겁게 살아가고 있습니다. 처음에는 호기심으로 시작된 효소와의 즐거운 삶, 앞으로도 이 행복한 나날을 지켜내고 건강을 전하는 사람으로 열심히 살아가겠습니다.

Before　　　　　　　　　　　　　　　After

행복한 미래를 열어준 효소

성명 : 김영춘

증상 : 고지혈증, 고혈압, 당뇨, 지방간

저는 2008년 11월까지 무려 92kg의 체중을 유지하고 있었습니다. 체중이 많이 나가다보니 고질병처럼 이곳저곳이 아팠는데 결국 고혈압, 당뇨, 고지혈증, 지방간, 전립선 비대증을 판정 받고 아차 하는 생각이 들었습니다. 결국 제 상황을 알게 되신 지인 소개로 효소를 건네주셨고요. 처음에 효소를 받아 섭취하면서 가장 눈에 띈 것은 배변이었습니다. 평소 불규칙한 식사 습관을 유지하는 터라 항상 아랫배가 더부룩하고 변이 시원하지 못했는데 효소를 섭취한 다음날 곧바로 시원하게 쾌변을 본 것입니다.

이때만 해도 '아, 신기하구나' 생각에 효소가 궁금해졌을 뿐, 효소의 기능에 대해서는 아는 바가 없었습니다. 그러다가 그 궁금증을 현실로 옮겨보자는 마음에 효소 관련 지식을 전달하는 세미나 등에 직접 참여해 본격적으로 효소 체험을 시작하였지요.

효소를 섭취한 첫째 날은 큰 어려움이 없었습니다. 하지만 다음 날부터 아침 6시에 1시간 유산소 운동을 하고, 점심 먹고 또 1시간 유산소 운동을 병행하니 무려 하루에 1kg씩 빠지는 게 아니겠습니까?

뿐만 아니라 6일째 되는 날은 가슴이 아파서 혼이 났는데 이틀 정도 아프고 나서는 지금까지 멀쩡합니다. 그리고 10일째 되는 날 무려 12kg을 감량해, 15일째 되는 날에 결국 병원을 찾아 진찰했더니 놀랍게도 모든 것이 정상으로 돌아왔다는 판정을 받고 얼마나 기뻤는지 모릅니다.

즐겁고 행복한 미래를 열어준 효소에게 감사하는 마음뿐입니다. 지금은 77kg으로 체중을 유지하며 꾸준히 효소 섭취와 운동을 병행하며 건강하고 즐거운 삶을 누려가고 있습니다.

Before   After

생명의 은인과 기적을 선물해준 효소

성명 : 이준희

증상 : 우울증, 부정맥, 비염, 허리통증

직장생활 23년을 마감하고 지인을 통해 가정용의료기 사업을 시작할 무렵이었습니다. 처음에는 자신감과 열정으로 일을 추진해나갔지만, 마케팅에 대한 인식 부재, 까다로운 시장 환경, 자금난 봉착으로 손익분기점 한번 넘기지 못한 채 1년 만에 실패하고 사업을 접고 말았습니다. 그때의 좌절감과 우울증은 그야말로 심각했지요.

이후로 수없는 날들을 몸과 마음이 병 든 채 다른 일자리를 찾기 위해 동분서주했습니다. 상황이 이렇다 보니 매끼 식사를 거르기 일쑤였고, 버스비조차 없어 걸어 다니기도 했고요.

심한 좌절감으로 우울증 증세도 더 깊어져 내 삶이 죽음의 길로 인도되고 있다는 생각이 들 정도로 희망과 꿈이 사라진 인생이었습니다.

정신을 차려보니 어느새 제 앞에는 두 장의 유서와 제초제 농약 병이 놓여 있더군요. 하지만 그렇게 생을 끝내자 생각하는 찰나에 너무 슬프

게 울던 아들이 눈에 밟히고 아른거려서 그저 슬픔만 간직한 채 그 시간을 흘려보냈습니다.

그러던 어느 날, 우연히 사무실에 들른 지인이 많은 용기와 조언을 주셨습니다. 그날 저는 다시 마음을 굳게 먹고 죽음을 유보한 채 유서와 농약은 한쪽 구석에 넣어두었습니다. 그리고 2011년 7월경 우연히 그 지인의 사무실에 들른 자리에서 효소를 만나면서 인생의 전환점으로 접어들게 되었습니다. 효소를 섭취해보고 괜찮으면 효소 관련 사업을 해보는 건 어떻겠냐는 제안이었습니다.

그렇게 2011년 11월 경, 첫 효소 체험에 참여하게 되었습니다. 당시만 해도 저는 내 몸의 아픈 곳을 치유하는 것보다는 이 사업이 괜찮을까 하는 사업성에만 초점을 맞춰 참여했던 터였습니다.

하지만 1차 1단계 대체식 프로그램을 진행하게 되면서 놀라운 일이 벌어졌습니다. 가장 먼저 호전반응들이 심하게 찾아온 것입니다. 우선 비염으로 인해 콧물이 쏟아지고 목에서 가래가 올라오는가 하면 현기증, 심한 설사, 머리가 아픈 증세, 심한 가슴 두근거림, 오른쪽 다리의 근육 마비 등 다양한 호전반응들이 지난 세월 살아왔던 모든 질환 상태를 알려주는 듯했습니다.

또한 효소 대체식 프로그램으로 1단계 체험과 동시에 1시간 빠르게 걷기 운동과 줄넘기, 기계 운동 등을 병행한 결과, 1단계 끝난 후 체성분 검사를 해보니 무려 10kg 몸무게가 줄었고 체지방도 4.5kg 감량 목표에 4kg이나 빠진 상태였습니다.

그렇게 몸이 가벼워지니 건강 상태도 개선되어, 늘 저를 괴롭히던 양손 저림, 칼로 저미는 듯한 뒷머리 당김, 눈물 나고 눈곱이 끼는 증세, 잇몸 염증, 이명 증세 등은 완전히 사라졌고, 만성 비후성 비염, 부정맥, 디스크 요통, 치질은 많이 호전되었습니다.

그리고 2011년 12월 초순경, 다시 2차 효소 대체식을 시작할 무렵, 수술을 권장하는 병원의 권유에 신우요도관 협착증과 수술을 시도하게 되었습니다. 하지만 9일 만에 또 하나의 문제였던 신장 결석이 그냥 떨어져 나왔습니다. 돌 크기가 메주콩보다 크다 보니 요도에서 걸려 마취주사도 놓지 않은 채 끄집어내느라 고통은 이루 말할 수 없었지만, 효소의 위력과 기적에 놀라지 않을 수 없었습니다. 쓰라린 고통이 사라지면서 자연스럽게 신우요도관 협착증 질환도 수술하지 않고 치유되었고요.

그 외에 1차 체험에서 남아 있던 부정맥, 비염, 허리 통증도 2차 효소 대체식을 진행되는 과정에 거의 사라져서 약간의 부정맥 증세만 남게 되었습니다.

거의 죽음의 순간에 희망을 안겨준 기적 앞에 자연스레 겸손한 마음을 가지게 되니 효소에게 너무 고맙고 감사하다는 생각밖에 없습니다.

생명의 은인과 제2의 삶과 인생을 되찾게 해준 효소!

핏줄이 뚫리니 돈줄도 뚫린다는 교훈아래 이제는 효소로 건강을 전하는 사업 진행도 원활히 하고 있습니다. 앞으로 저와 같은 기적적인 삶을 체험하는 분들이 많아졌으면 하는 바람에 이 글을 쓰며, 누구나 꼭 효소를 체험해보기를 권해드리고 싶습니다! 내 몸과 마음, 정신에 기적 같은 효과를 체험할 수 있다고 강력하게 말씀드립니다.

효소로 몸을 청소하여 병이 나았다

성명 : 나한영

증상 : 당뇨, 고혈압, 부정맥

저는 항상 약을 달고 생활하는 약 중독에 가까웠습니다. 만성 고혈압과 당뇨로 수치가 오르면 그대로 자포자기 할 정도였고, 식습관, 운동량 등도 고르지 못한 가운데 순간순간 찾아오는 부정맥 때문에 항상 불쾌하고 죽음의 느낌을 가졌지요.

결국 종합병원에서 혈관에 스탠드를 넣고 나서야 증상이 완화되던 중에 친지의 소개로 효소를 처음 접하게 되었습니다.

효소 섭취를 시작한 것은 12년 3월 27일의 일입니다. 그로부터 1개월 동안은 별다른 증상이 없기에 '별 거 아니구나' 내심 실망하던 차였습니다. 그런데 한 달이 조금 지난 4월 말경 종아리 양쪽이 가렵기 시작했습니다. 너무 심한 가려움증이라 급기야 피가 날 정도로 긁어야 시원할 정도더군요.

그렇게 며칠이 흐르자 은근슬쩍 그 증상도 사라지면서 이번에는 가슴,

양팔, 허리, 목덜미에 붉은 반점이 돋으면서 심한 가려움이 찾아왔습니다. 이 증상은 무려 10여일이나 지나서야 가라앉았습니다.

지금 저는 효소식 70여 일이 넘어서고 있습니다. 이외에도 크고 작은 호전증상을 잘 겪어낸 덕인지 당 수치가 처음의 180~210에서 많이 떨어져 140~110을 기록하고 있습니다. 이 덕에 아침 저녁 2회 복용하던 당뇨약을 저녁 1회로 줄이고, 혈압 약은 1일 1회를 2일 1회로 줄여서 섭취하고 있습니다. 무엇보다도 매일 수 번 씩이나 저를 괴롭히던 부정맥 증상은 아예 사라진 상태입니다.

지금도 효소 체험 전후의 다른 점이 선명하게 떠오릅니다. 효소를 섭취하기 전에 당 수치를 검사하기 위해 손가락에 침을 찌르면 검붉은 피가 동그랗게 뭉쳐 있곤 했지요. 그런데 이제는 손가락 침을 찌르면 맑은 피가 주르륵 흐르는 상태가 되었습니다. 보는 그대로 피가 깨끗해졌다는 의미이지요.

이처럼 효소식 전과 후의 현격한 차이를 눈으로 보니 효소가 얼마나 무한한 치유력을 발휘하는지 감탄하지 않을 수 없습니다. 실로 효소는 몸속에 독소를 제거하고 면역력을 증강시켜주고 건강을 유지해주는 반드시 필요한 단백질이지요.

유비무환이라는 말이 있습니다. 많은 분들이 저를 본보기로, 건강할 때 건강을 지키기 위해 효소를 늘 가까이 두고 애용했으면 합니다. 더욱

이 효소가 소멸되어 가는 중년기 이후에는 따로 효소를 섭취해주는 것이 꼭 필요한 만큼 효소식 생활화가 필수일 것입니다. 짧은 글이나마 읽어주셔서 감사하고 상기 위의 모든 체험은 사실임을 말씀드립니다.

다시 태어난 인생을 즐기다

성명 : 최종운

증상 : 고혈압, 뇌경색, 과체중, 위 출혈

　저는 효소를 만나기 전까지만 해도 다양한 질병에 시달려왔습니다. 미즈매디병원에서 11년간 고혈압을 치료받고 약을 복용해온 것은 물론이고, 3년 전에는 영등포 병원에서 뇌경색 진단을 받았지요. 그뿐만 아니라 심각한 위 출혈로 세브란스 병원을 찾았다가 용종이 6개 발견되어 떼어내는 수술을 했습니다.

　그 외에도 눈 망막에서 출혈이 발견되어 1년 반 동안이나 치료를 받고 결국은 레이저 수술을 받았지요. 이외에도 체중이 94kg나 나가니 그 하중을 견디다 못해 다리 혈류가 무너지면서 하지정맥류 수술까지 받아야 했습니다.

　실로 고단한 일상이 아닐 수 없었습니다. 아무리 살을 빼보려고 해도 평소 해온 생활습관을 금방 바꾸기는 어려웠고, 상황이 심각해질수록 '이렇게 살다가 가는 거지' 하는 부정적인 생각마저 들었습니다.

체중이 100kg을 육박하니 여자 옷을 사 입을 수 가 없어 남자 옷 105를 입으면서도 제 건강을 어떻게 관리해야 할지 가늠이 서지 않던 중이었습니다. 그렇게 효소의 '효' 자도 몰랐던 제가 효소를 만났습니다.

처음에는 그저 살을 빼볼 생각이었지만 효소에 대해 더 많이 알게 되니 건강은 사슬처럼 서로 연결되어 있다는 점을 깨달았습니다. 살이 찌면 신진대사가 둔해지고 면역력이 떨어져 온갖 만병이 다 올 수밖에 없는 것입니다.

이후 효소를 체험하면서 제 삶은 달라졌습니다. 저 역시 제 건강이 좋지 않다는 것을 알았기에 스스로를 '길거리에서 쓰러지면 그대로 하늘

Before   After

나라를 가겠구나' 생각했었습니다. 그리고 지금은 효소를 체험하면서 체지방 13kg을 포함해 총 17kg을 감량했습니다.

아직도 갈 길이 멀지만 이 만큼 체중을 줄인 것만으로도 저에게는 행복한 일입니다. 막다른 골목이라고 생각한 순간, 예쁘게 살도 빼고 건강을 되찾게 되니 효소에 대해 고마운 마음뿐입니다. 여러분도 효소를 만나 여러분의 몸의 기쁨과 건강을 되찾아보시기를 바라는 마음에 몇 자 적어봅니다.

몸의 균형을 되찾아야 약을 끊을 수 있다

성명 : 진순옥

증상 : 당뇨, 고혈압, 고지혈, 콜레스테롤

평소 건강에 큰 이상이 없던 차라 건강만큼은 자신 있다고 생각해오며 살아왔습니다. 하지만 생계에 시달리다보니 건강이 나빠지고 있다는 걸 느꼈고, 병원에서 건강 검진을 받아본 결과 충격을 받지 않을 수 없었습니다. 당뇨, 고지혈, 고혈압, 콜레스테롤이 한꺼번에 양성으로 나온 것입니다.

방법은 약뿐이라고 생각해서 한 달쯤 온갖 약을 먹고 나니 몸이 퉁퉁 부어올랐고, 약을 먹지 말라는 지인들의 권유에 약을 끊으니 금방 원상태로 돌아왔지만 또 다시 다른 병원에서 검진 결과 같은 결과가 나와 어쩔 수 없이 다시 먹기 시작했습니다. 그렇게 시작된 약 봉지와 함께 한 세월이 5~6년입니다. 그런데도 당과 혈압은 높은 수준이었고요. 운동을 하라는 의사 선생님 말씀에도 아침 10시부터 밤 11시까지 일하고 집에 오면 온몸이 파김치가 되어 쓰러져 자기 바빴습니다.

그러던 중에 지인을 통해 효소를 알게 되었습니다. 처음에는 효소가 좋다는 말에 의심이 가서 세미나에 직적 참여했다가, 효소에 대해 조금이나마 이해하게 되면서 2010년 9월부터 효소 체험을 시작했습니다.

첫 10일 체험에서는 호전반응이 심했습니다. 머리끝에서 발끝까지 그야말로 무서울 정도로 피부 빛깔이 새까맣게 변했습니다. 하지만 그 증상은 얼마 뒤 정상으로 돌아왔고, 체험 30일이 지나 다시 효소 세미나에 나갔다가 교육을 듣던 중에 배가 너무 아파 세미나장을 빠져나와 화장실로 갔습니다.

몸에서 빠져나온 변을 보고 비명을 지를 뻔했는데 시뻘건 혈변이었습니다. 그 무렵 피부 발진과 가려움증, 따가운 증상이 생겼는데 이후로 피부 상태가 좋아지고 변비, 치질, 발 무좀, 겨울이 되면 생기던 발뒤꿈치 갈라짐도 훨씬 좋아졌습니다.

또한 하루가 멀다 하고 찾아오던 위경련, 밀가루 음식을 먹으면 체하고 더부룩하고 가슴에 돌덩이 하나를 안고 있는 것처럼 갑갑하고 터질 것 같았던 증상도 깨끗이 사라져서 그야말로 놀라울 정도입니다. 그리고 지금은 체중도 12kg나 감량되어 천근만근이었던 몸이 깃털처럼 가볍습니다.

이제는 누구를 만나도 스스로를 효소 매니아라고 소개합니다. 효소야말로 소화흡수, 분해배출, 항염, 항균, 혈액정화, 세포분할, 해독살균을 통해 독소를 제거함으로써 몸의 균형을 찾아주고 자연치유력을 높여주는 최고의 질병 치료사임을 의심하지 않습니다. 많은 분들이 효소를 경험하여 건강을 되찾고 행복한 삶을 꾸려나가시기를 바랍니다.

독소를 제거하면 장은 건강해진다

성명 : 이영미

증상 : 고지혈, 만성불면증, 심근경색(가족력), 대장암 초기 증상

어느 날부터 새벽 무렵이 되면 낯선 증상이 나타나기 시작했습니다. 눈 밑에 경련이 일고 이명이 들리는 증상이 30분간 멈추지 않고 반복되기 시작한 것입니다. 그저 피곤해서 그러려니 하루하루 일에만 열중하다 보니 증상이 점차 심해지고 오래 앓아온 만성 불면증도 극심해져 결국 병원을 찾았습니다.

진료를 하고 난 뒤 의사 선생님은 이렇게 말씀하셨습니다.

"지금 너무 무리를 하신 탓에 몸 안에 모든 장기들이 초긴장을 하며 벌벌 떨고 있어요. 2개월에 한 번씩 만성 피로회복제 주사를 맞지 않으면 점점 더 나빠져서 악순환이 올 겁니다."

결국 고민하던 차에 의료복지공단의 건강검진 지원을 받아 모든 일을 뒤로 하고 검진을 받았습니다. 생각지도 못한 결과였습니다. 고지혈, 심근경색, 신체 활동 부족이라더군요. 개인 사업으로 신경 쓸 일이 많다 보

니 건강에 문제가 터진 것이었습니다.

그러던 어느 날, 또 하나의 무서운 증상이 찾아왔습니다. 아랫배가 팽팽해지고 머리는 돌덩이를 인 것처럼 무겁더니, 곧이어 허리와 등 쪽이 찢어지는 듯 아팠지요. 결국 이 증상이 악화되면서 변을 볼 수가 없는 상태에 이르렀습니다.

그래서 다시 대장전문병원을 찾았고 원인을 찾기 위해 모든 검사를 다 해봤지만 허사였습니다. 의사 선생님 말씀이 마지막으로 대장암 검사를 해봐야겠다고 하시더군요. 그야말로 긴장감으로 너무 힘든 하루하루였습니다.

고민 끝에 친구에게 찾아가 증세를 이야기했을 때였습니다. 놀란 친구가 제게 안 그래도 가지고 있는 효소가 있다며 먹어보라고 몇 개를 챙겨주더군요. 하루치라고 하기에 그것을 다 먹었는데 신기한 일이었습니다. 아랫배가 묵직한 것이 변뇨가 오는 것 같아서 얼른 친구에게 전화를 해서 하루 분을 더 부탁했습니다. 그렇게 이틀을 먹었을 때였습니다.

이튿날 새벽, 심한 아랫배 통증과 함께 화장실을 찾았고 변을 본 뒤에 놀라서 고함을 지르고 말았습니다. 그 소리에 뛰쳐나와 화장실 문을 연 가족들도 다들 놀라 눈이 휘둥그레졌습니다. 변기가 흘러넘칠 정도로 변의 양이 많았던 것입니다. 순간 저는 바윗돌 하나를 배에서 내려놓은 것처럼 개운한 기분이었습니다.

이튿날 저는 친구에게 부탁해 효소 건강 세미나를 들었고 몸 안의 독소가 얼마나 해로운지를 알게 되었습니다. 그리고 곧바로 효소 대체식을 시작해 지금까지도 꾸준히 건강을 유지하고 있습니다. 이후 대장암 검사는 비 양성으로 나왔고요.

무너진 건강을 한꺼번에 되찾을 수는 없겠지만 앞으로 효소와 함께 하루하루 건강한 생활을 해나갈 생각입니다. 효소를 만나고 깨달은 것은, 화장실에 가는 행복도 큰 행복이라는 점입니다. 작지만 큰 그 행복을 되찾아준 효소에게 무한한 감사를 전합니다.

임신성 당뇨를 극복하고 든든한 엄마로 변신하다

성명 : 김윤정

증상 : 임신성 당뇨, 비만

저는 올해 41살 된 주부입니다. 결혼을 늦게 한 탓에 이제 6살과 4살 두 아이를 두고 있지요. 처녀 때는 건강해 보인다는 말을 많이 들을 정도였는데, 막상 결혼 후 임신이 되지 않아 병원도 많이 다녔고, 임신하고 나서는 임신성 당뇨가 찾아왔습니다. 이 때문에 몸이 불어 66 사이즈를 입던 몸이 88 사이즈로 늘어났지요.

하지만 병원에서는 임신성 당뇨는 출산하고 나면 정상으로 회복된다고 했기에 그 말을 믿고 둘째 아이까지 낳았습니다. 그런데 생각했던 것과 달리 둘째 출산 후에도 임신성 당뇨는 호전이 없었습니다. 그 결과 근 4년을 계속해서 당뇨 약을 복용해야 했고요.

그러던 어느 날이었습니다. 친언니가 제게 찾아와서 효소를 권했습니다. 하지만 저는 딱 잘라 거절했습니다. 당뇨에는 약이 최우선이라고 생각했기 때문입니다. 그러나 얼마 뒤 언니가 무심코 던진 한 마디가 마음을 움직였습니다.

"너는 불쌍하지 않은데, 내 조카들이 불쌍해서 그런다. 아직 어린 애들인데 엄마가 잘못되면 어떡하니?"

저도 부모이다 보니 그 말이 와 닿지 않을 수 없었습니다. 그래서 속는 셈치고 효소 대체식을 시작했는데 그 결과는 놀라웠습니다. 10일 효소 대체식 때는 78kg 나가던 몸이 75kg으로 빠졌고, 몇 개월 후 2차 대체식 때는 71kg로 빠지더군요. 게다가 제품을 섭취하면서 병원에 가서 당 할량 색소 검사를 해보니 수치가 점점 떨어지고 있다고 하는 게 아니겠습니까. 그 결과에 의사 선생님도 놀라시고 저도 놀랐답니다.

그리고 지금, 당 할량 색소 수치 6.9였던 것이 현재는 5.7 정상 수치로 돌아왔습니다. 또한 며칠 전 3차 대체식이 끝났는데, 지금 몸무게는 68kg입니다. 처녀 때 몸무게로 돌아가려면 아직 시간이 걸리겠지만 이것만으로도 너무 행복합니다.

처음 언니가 효소를 권유했을 때 사기꾼이라고 했던 것이 기억납니다. 약 말고 병을 낫게 하는 게 어디 있냐고, 못 믿겠다고 언니나 많이 먹으라고 했지요. 이제 그 말이 틀렸다는 것을 압니다. 지금은 언니에게 고마워하며 열심히 효소 섭취로 건강해지고 있으니, 언니에게도 걱정 말라고, 그리고 감사하다는 말을 전하고 싶습니다.

건강한 두 다리를 다시 찾을 때까지

성명 : 김순임

증상 : 오십견, 고관절

어느 날 잘 아는 동생이 살을 많이 빼서 나타났습니다. 그래서 동생에게 물어보니 효소 체험을 했다기에 저도 그 다음날 곧바로 체성분 검사를 하고 효소 섭취를 시작했습니다.

그 무렵 저는 체중이 70kg까지 올라간 상태였습니다. 그 상태에서 난생 처음 효소 대체식을 통해 해독 프로그램을 진행한 것이기에 누구보다도 열심히 잘 먹고 수칙도 잘 지켰습니다. 그 결과 10일 만에 62kg까지 무려 8kg이 빠지더군요.

하지만 문제는 10일 대체식 해독이 끝난 뒤였습니다. 몸이 비어 있는 상태라 조심스럽게 보식을 해야 함에도 10일 동안 제대로 못 먹었다는 보상 심리 때문에 흰쌀밥, 된장국, 매운 김치, 장아찌 등을 마구 먹었습니다. 그 결과 4kg가 다시 찌더군요.

스스로를 자책하며 속이 상해서 다시 10일 대체식을 시작했습니다. 그런데 처음에는 살 빠지는 것만 기대했는데 놀라운 일이 벌어졌습니다. 당시 저는 오십견으로 팔을 올리는 것조차 어려울 정도로 통증이 심했습니다. 그런데 어느 날 공원을 걷던 중 팔을 올리려 하니 놀랍게도 굳었던 팔이 올라가는 게 아니겠습니까? 그걸 보고 너무 놀라고 말았습니다.

게다가 3년 전에는 무혈성 괴사증이라는 증상으로 왼쪽 다리에 인공 관절 고관절 수술을 받은 적이 있었습니다. 수술을 받고 나서 병원에서는 살찌면 안 되고 뛰지도 말라 하더군요. 인공 관절이니 조심히 쓰지 않으면 나머지 오른쪽 다리마저도 수술할 수 있다고 말입니다.

그런데 효소 대체식을 하던 어느 날, 공원을 걷는데 오른쪽 다리 안쪽 사타구니가 쑤시기 시작했습니다. 이상하게도 수술한 딱 그 부위였습니다. 이미 호전반응에 대해 들어서 어느 정도 알고 있었고 오십견도 통증이 많이 사라졌기에 크게 걱정하지 않고 꾸준히 효소를 섭취했습니다.

그리고 두 번째 대체식이 끝난 뒤에는 통증도 가라앉고 걷기도 한결 편해졌습니다. 그간 어떻게 하면 더는 수술 안하고 건강한 다리로 살 수 있을까 고민하던 마음이 응답을 받은 것 같았습니다.

이제 저는 한 가지 사실을 확신합니다. 수술 받은 다리가 많이 호전되었고, 효소와 함께 하는 한 앞으로 더 건강해질 수 있으리라는 믿음을 말입니다.

이제 저는 완전하지는 않으나 가끔씩은 뛰어다니기도 하면서 많은 분

들에게 효소를 전달하고 있습니다. 건강한 두 다리를 다시 회복할 때까
지 효소, 파이팅입니다!

암 재발의 공포에서 벗어나다

성명 : 문희동

증상 : 역류성 식도염과 비만

그간 TV에서 방영되는 〈생로병사의 비밀〉 같은 건강프로그램에서 보기는 했지만, 대사증후군으로 발생되는 각종 질환이나 병들이 내게도 찾아오리라고는 생각지도 못한 차였습니다.

어느 날, 저는 방광암이라는 진단을 받았습니다. 평소 건강하다고 자부해온 제게는 충격이 아닐 수 없었습니다.

결국 수술을 받고 완쾌 판정을 받았지만 7년이라는 세월 동안 정기 검진을 받으면서 재발의 위험에 항시 긴장을 늦출 수 없는 상황이었습니다. 게다가 그간의 잦은 흡연과 음주 때문에 생긴 역류성 식도염으로 삼성의료원 소화기 내과에서 정기적으로 검사를 받으며 식도염 약까지 복용해야 했지요. 그렇게 약으로 이어진 세월이 무려 7년입니다.

그러던 어느 날, 우연히 친구로부터 효소에 대한 정보를 들었습니다. 효소는 음식을 먹으면 당연히 생기는 줄 알고 있었는데 세미나를 들어보니 음식 섭취만으로는 일상을 통해 낭비되는 효소 양을 채울 수 없다고 하더군요.

그 강의를 듣고 저는 아내와 함께 효소를 섭취하기로 결심하고 각각 1개월씩 효소 대체식 프로그램을 시행하기 시작했습니다. 그렇게 체험 후 1주일이 되자 체중이 무려 7kg나 빠졌습니다. 1개월 후에는 체중 11.3kg 감량에 체지방이 6kg나 빠졌더군요.

몸이 좋아지니 그 결과가 식도염에도 영향을 미쳤나 봅니다. 약을 먹지 않아도 불편하지 않기에 자의적으로 6년이나 먹었던 약을 끊게 된 것입니다. 얼마 후 정기검진 달이라 검사를 해보니 역시 이상이 없더군요. 효소의 위력을 실감하는 순간이었습니다.

또한 아내도 교통사고로 7개월간 입원 후 발병한 복합 통증 증후군 때문에 큰 고생을 하던 차였습니다. 이 병은 치료법도 약도 없다고 해서 얼마나 절망했는지 모릅니다. 그러나 효소 1개월 프로그램 후 경과가 상당히 좋아져서 이제 아내는 스스로 효소를 찾아서 섭취할 정도로 효소 매니아가 되었습니다.

지금도 저는 우리 부부를 암의 재발을 막아야 한다는 끝없는 공포, 잦은 통증으로부터 벗어나게 해준 효소에게 항상 고마움을 느끼며 살고 있습니다.

효소의 무한한 신비를 직접 만나다

성명 : 김형미

증상 : 교통사고 후유증, 척추 측만증, 목 디스크, 요통, 견통

    저는 평소 건강 체질이라 자부하고 살아왔습니다. 그러다가 2006년도, 2009년도 3년 간격으로 2번의 교통사고를 당하고 난 뒤부터는 인생이 바뀌고 말았습니다. 크게 다친 후유증이 심해 사회생활을 할 수 없을 정도가 되었고 침, 주열기, 수타, 부항 등등 해보지 않은 게 없었음에도 밥을 먹다가도 아파서 누워 쉬다가 다시 식사를 해야 할 만큼 통증이 심했습니다.

    그렇게 목, 등, 어깨, 옆구리, 허리, 꼬리뼈, 고관절 등 온몸이 아파 누워만 있는 생활이 5년 반 흐르자 또 하나의 무서운 병이 찾아들었습니다. 바 급격한 체중 증가로 인한 심장질환, 신장질환, 두통, 고혈압입니다.

    그렇게 병원 약으로 하루하루 버티던 나날을 보내던 중에 저에게도 한 줄기 빛과 같은 효소를 만나게 되었습니다. 지인이 효소 다이어트를 권해 한 달간 효소 체험을 하게 된 것입니다. 아직도 저는 효소를 만나기

전의 삶과 만난 이후의 삶이 얼마나 다른지, 얼마나 큰 기적이 제게 찾아 왔는지에 감사합니다. 효소를 한 달간 꾸준히 섭취한 결과, 기적과 같은 신기한 경험을 했기 때문입니다.

가장 먼저 찾아온 것은 호전반응이었습니다. 무려 5일 동안이나 묽은 물 설사를 했고, 신기하게도 옛날에 다쳤던 작은 상처들까지 마치 새로 다친 것처럼 하나씩 차례로 아프면서 지나갔습니다. 어느 날은 몸살을 앓을 만큼 아파서 몸져 누워있기도 했고, 머리가 깨질 것처럼 귀의 이명이 울리기도 했습니다. 또한 위가 나쁜지는 몰랐는데 속을 쥐어뜯는 것처럼 아린 증상도 처음 느꼈습니다. 하지만 이 괴로움도 다시 태어나기 위한 과정이었다는 생각이 들어서 꾹 참고 견디었지요.

그 시간이 지나자 모든 게 달라졌습니다. 똑바로 누워 자기도 힘들 정도로 가슴에 큰 바윗돌을 올려놓은 것 같은 숨 막힘, 호흡이 힘들어 모로 누워 자야 했던 밤들, 숨이 차서 계단이 공포스러웠던 기억, 두통과 불면증, 팔을 들거나 고개를 돌리기도 힘들었던 통증, 얼굴 반쪽의 경련과 눈 떨림, 뒷머리는 무겁고 오른쪽 머리는 벌레가 기어가는 듯한 기이한 느낌, 답답해서 한겨울에도 이불을 덮고 자지 못했던 증상들이 언제 그랬냐는 듯이 사라진 것입니다.

너무 신기하고 경이롭기까지 해서 스스로도 믿기지 않았으니, 지금 글을 쓰면서도 누가 내 말을 믿을까 하는 생각도 듭니다.

지금은 고혈압도 사라져 혈압이 정상수치를 유지하고 있고, 체험 초기 75kg였던 체중은 한 달 만에 14kg을 감량해 61kg이 되면서 88 반을 넘던 사이즈가 66 사이즈가 되었습니다.

　그 가벼움은 말로 형언하기 힘들 정도입니다. 요즘은 만나는 누구에게나 효소를 체험해보라고 입에 침이 마를 정도로 말합니다. 물론 저희 가족들도 체험해서 살도 빼고 건강해졌고요.

　두 말이 필요 없을 정도로 신기한 효소 체험, 여러분도 꼭 해보시고 건강한 삶을 살아가시기를 바랍니다. 효소! 꼭 드셔보세요.

맺음말

먹는 것을 바꾸면, 인생도 바뀐다

얼마 전 전 세계 30여 개국 사람들의 건강과 삶에 대한 의식 및 태도를 파악하기 위한 설문조사가 하나 진행되었습니다. 선진국 대열에 진입한 나라들의 정상회의인 G20국을 대상으로 한 '헬스 앤 웰빙 지수(Philips Health & Well-being Index)' 조사였는데, 그 결과 한국인의 저축, 은퇴 후 경제력, 생활비용, 직업 등에 대한 스트레스 정도는 최고 수준(94%)으로 G20 국가 뿐 아니라 조사 대상국 전체 중에서도 가장 높은 수치로 나타났습니다.

또한 미래에 고혈압과 당뇨 질병을 가질 수 있다는 불안감도 상당히 높았으며, 약 절반 이상이 자신을 과체중으로 생각하고 있었습니다. 이는 "요즘 건강하시지요?"라고 누군가 물을 때, "아, 물론이지요!"라고 자신 있게 대답하기가 쉽지 않다는 의미입니다.

이제 건강에 대해 항상 불안할 수 밖에 없는 몇 가지 중요한 조건이 있습니다.

첫째는 생명력입니다.

우리의 몸은 왕성한 생명의 기운으로 넘칠 때 가장 건강합니다. 그러기 위해서는 몸 전체의 생명력을 북돋아 각각의 장기와 부위들이 최상의 상태를 유지하도록 도와야 합니다.

둘째는 영속성입니다.

일반적인 약 복용의 특징은 그것을 복용할 때만 효과를 본다는 것입니다. 그러나 진정한 건강은 탄탄한 집을 짓는 것처럼 생활 전반 속에서 꾸준히 그 습관이 이루어지면서 완성되는 것입니다. 즉 일시적인 효과만을 지향하는 건강 관리는 지양되어야 합니다.

셋째는 자연성입니다.

수많은 화학물질에 둘러싸여 살아가는 현대인에게 몸이 가진 자연적인 치유 능력은 그 무엇보다도 귀한 명약과 같습니다. 그럼에도 우리가 누리고 있는 수많은 현대적 의학 치료는 이런 자연 면역력을 무시하고 진행되거나 오히려 그 균형을 망치는 형태로 나아갑니다. 자연적인 것이 가장 건강하다는 장수마을의 법칙을 이제는 우리도 생활 속에서 구현할 때가 되었습니다.

이 책은 풍요 속의 빈곤처럼 식생활의 커다란 난제에 부딪친 현대인들에게 진정한 건강과 장수의 비결은 우리가 먹는 음식에 있음을 알리고, 불균형한 식습관을 보조할 수 있는 효소 대체식의 필요성을 역설하고자 했습니다.

아마 많은 분들이 이 책을 읽으며 스스로 평상시 먹는 음식에 대해 한 번쯤 생각해보고, 우리가 질병에 대해 얼마나 잘못된 오해를 했는지를 되새기기를 바랍니다. 나아가 현대인에게 효소는 생명의 필수 조건이며, 효소의 에너지가 우리의 건강 지도를 바꾸는 중요한 계기라는 점 또한 전할 수 있기를 바랍니다.

당신이 생각한 마음까지도 담아 내겠습니다!!

책은 특별한 사람만이 쓰고 만들어 내는 것이 아닙니다.
원하는 책은 기획에서 원고 작성, 편집은 물론,
표지 디자인까지 전문가의 손길을 거쳐
완벽하게 만들어 드립니다.
마음 가득 책 한 권 만드는 일이 꿈이었다면
그 꿈에 과감히 도전하십시오!

업무에 필요한 성공적인 비즈니스뿐만 아니라 성공적인 사업을 하기 위한
자기계발, 동기부여, 자서전적인 책까지도 함께 기획하여 만들어 드립니다.
함께 길을 만들어 성공적인 삶을 한 걸음 앞당기십시오!

도서출판 모아북스에서는 책 만드는 일에 대한 고민을 해결해 드립니다!

모아북스에서 책을 만들면 아주 좋은 점이란?

1. 전국 서점과 인터넷 서점을 동시에 직거래하기 때문에 책이 출간되자마자 온라인, 오프라인 상에 책이 동시에 배포되며 수십 년 노하우를 지닌 전문적인 영업마케팅 담당자에 의해 판매부수가 늘고 책이 판매되는 만큼의 저자에게 인세를 지급해 드립니다.

2. 책을 만드는 전문 출판사로 한 권의 책을 만들어도 부끄럽지 않게 최선을 다하며 전국 서점에 베스트셀러, 스테디셀러로 꾸준히 자리하는 책이 많은 출판사로 널리 알려져 있으며, 분야별 전문적인 시스템을 갖추고 있기 때문에 원하는 시간에 원하는 책을 한 치의 오차 없이 만들어 드립니다.

기업홍보용 도서, 개인회고록, 자서전, 정치에세이, 경제 · 경영 · 인문 · 건강도서

모아북스 문의 0505-627-9784
MOABOOKS

병든 몸을 회복시켜주는
효소 건강법

초판	1쇄 인쇄	2012년 06월 30일
개정판	10쇄 발행	2024년 01월 02일

지은이	임성은
발행인	이용길
발행처	**모아북스** MOABOOKS

관리	양성인
디자인	이룸

출판등록번호	제 10-1857호
등록일자	1999. 11. 15
등록된 곳	경기도 고양시 일산동구 호수로(백석동) 358-25 동문타워 2차 519호
대표 전화	0505-627-9784
팩스	031-902-5236
홈페이지	www.moabooks.com
이메일	moabooks@hanmail.net
ISBN	979-11-5849-229-8 03510

모아북스 는 독자 여러분의 다양한 원고를 기다리고 있습니다.
(보내실 곳 : moabooks@hanmail.net)